En el año 2000, más de un 68% de mujeres estaban lactando sus bebés recién nacidos en los Estados Unidos. La cifra se redujo un 31.4% cuando los bebés cumplieron seis meses de edad y a sólo un 17.6% cuando llegaron a su primer año de vida.

Basado en las más recientes investigaciones y en la Política de Lactancia Materna de la Academia Americana de Pediatría este manual esencial responde a las preguntas más comunes de las nuevas madres sobre la lactancia materna, incluyendo las siguientes:

- ¿Cómo sé si mi bebé está tomando suficiente leche?
- ¿Qué tipo de dieta debo seguir mientras amamante a mi bebé?
- ¿Estará mi bebé agarrado al pezón correctamente?
- ¿Podré seguir lactando al bebé cuando vuelva al trabajo?
- ¿Cómo puedo hacer que mi pareja participe mientras amamanto al bebé?
- ¿Cómo puedo hacer que mis amigos y familiares respalden esta importante decisión?
- ¿Cómo puedo amamantar a un bebé al que le están saliendo los dientes?
- ¿A qué edad debo destetar a mi hijo(a) y cómo debo hacerlo?
- ¿Puedo amamantar a mi bebé a pesar de haberme operado los senos?
- Si tomo aspirina u otras medicinas, ¿afectaré adversamente a mi bebé al amamantarlo?

…y muchos temas más que le ayudarán a usted y a su bebé a tener el comienzo más saludable posible. Los beneficios serán de por vida.

Libros sobre cuidado infantil de la Academia Americana de Pediatría

El cuidado de su hijo pequeño
Desde que nace hasta los cinco años

El primer año de su bebé

Nueva guía de lactancia materna

Guía para enseñar al niño a usar el inodoro

En inglés

Caring for Your Baby and Young Child
Birth to Age 5

Caring for Your School-Age Child
Ages 5 to 12

Caring for Your Teenager

Your Baby's First Year

Guide to Your Child's Symptoms

Guide to Your Child's Sleep

Guide to Your Child's Allergies and Asthma

Guide to Your Child's Nutrition

New Mother's Guide to Breastfeeding

Guide to Toilet Training

ADHD: A Complete and Authoritative Guide

Academia Americana de Pediatría

Nueva guía de lactancia materna

Joan Younger Meek, MD,

MS, RD, FAAP, IBCLC,

Editora Jefe

Junto con Sherill Tippins

M. Rosario González, MD, FAAP

Editor Médico

Edición en español

Equipo editorial de la AAP

Directora, Departamento de Mercadeo y Publicaciones
Maureen DeRosa, MPA

Director, División de Desarrollo de Productos
Mark Grimes

Gerente, Desarrollo de Productos
Jeff Mahony

Gerente, Publicaciones para el Consumidor
Eileen Glasstetter

Directora, División de Publicaciones y Servicios de Producción
Sandi King, MS

Gerente, Servicios Editoriales
Kate Larson

Director, División de Mercadeo y Ventas
Jill Ferguson

Gerente, Mercadeo y Ventas de Productos al Consumidor
Susan Thompson

ISBN 1-58110-126-0

REVISORES/COLABORADORES

Editora Jefe
Joan Younger Meek, MD, MS, RD, FAAP, IBCLC

Editor Médico
M. Rosario González-de-Rivas, MD

Revisor de la Junta de Directores de la AAP
Kathryn Piziali Nichol, MD, MS, FAAP

Academia Americana de Pediatría

Director Ejecutivo
Joe M. Sanders, Jr, MD, FAAP

Director Ejecutivo Asociado
Roger F. Suchyta, MD, FAAP

Director, Departamento de Educación
Robert Perelman, MD, FAAP

Director, División de Educación Pública
Lisa R. Miller

Gerente, División de Publicaciones
de Educación Pública al Consumidor
Brent L. Heathcott, CAE

Coordinadora, División de Publicaciones
de Educación Pública al Consumidor
Veronica Laude Noland

Director, Departamento de Pediatría Comunitaria
Thomas F. Tonniges, MD

Directora, División de Servicios Comunitarios de Salud
Laura D. Aird, MS

Gerente, Iniciativas de Lactancia Materna
Betty L. Crase, IBCLC

Colaboradores
Linda Sue Black, MD, FAAP
Antoinette P. Eaton, MD, FAAP
Lori Feldman-Winter, MD, FAAP
Lawrence M. Gartner, MD, FAAP
Nancy F. Krebs, MD, FAAP
Ruth A. Lawrence, MD, FAAP
Yvette Piovanetti, MD, FAAP
Nancy Powers, MD, FAAP
John Queenan, MD, FACOG
Wendelin Slusser, MD, FAAP

Escritora
Sherill Tippins

Traducción
rosa+wesley, inc./Gladys Rosa-Mendoza
Patricia Abello, Licenciada en Comunicación Social

Ilustrador
Tony LeTourneau, Rolin Graphics Inc.

Editores
Robin Michaelson
Stacie Fine

DEDICATORIA

Este libro está dedicado a todas las personas que reconocen que los niños son la más grande inspiración del presente y la más grande esperanza del futuro.

La Academia Americana de Pediatría reconoce que la lactancia materna es importante para la salud y el desarrollo óptimo de bebés y niños. Esta publicación se hizo en reconocimiento a aquellas madres y profesionales que han preservado la lactancia materna en nuestra cultura y con la esperanza de que se incremente el número de mujeres de las generaciones presentes y futuras que experimenten esta singular oportunidad de nutrir y darles sustento emocional a sus hijos. Confiamos en que las mujeres que lean este libro encuentren el estímulo para optar por la lactancia materna, ayudarles durante los primeros días de la lactancia, darles soluciones prácticas a los retos que se les presenten, brindarles recursos para que alcancen sus metas personales en cuanto a la lactancia materna y respaldarlas para que continúen amamantando a sus hijos por el tiempo que decidan hacerlo.

De Joan Younger Meek, editora jefe:
Mi agradecimiento personal a Sandy T., por brindarme el apoyo madre a madre que me animó a lactar a mis hijos; a Katie, Rachel y Joseph, por enseñarme a ser una mamá que amamanta a sus hijos; a Joshua, por enseñarme a resolver los retos de la lactancia materna; a la doctora Deborah Squire, por demostrarme cómo ser una pediatra que respalda la lactancia materna; y a los muchos bebés y familias que me han enseñado las alegrías de la lactancia materna.

NOTA IMPORTANTE

La información de este libro no busca sustituir sino complementar los consejos del pediatra de su hijo. Antes de iniciar cualquier tratamiento o programa médico, debe consultar con su propio pediatra, quien tendrá en cuenta las necesidades individuales de su hijo y podrá aconsejarle sobre síntomas y tratamientos específicos. Si tiene cualquier inquietud de cómo la información de este libro se ajusta al caso concreto de su hijo, hable con su pediatra.

La información y los consejos de este libro se ajustan por igual a niños de ambos sexos (excepto cuando se especifica el género). Sin embargo, para efectos de uniformidad, se utiliza el género masculino a lo largo del libro.

TABLA DE CONTENIDO

Prefacio

La Academia Americana de Pediatría (AAP), le da la bienvenida a la *Nueva guía de lactancia materna*, el más reciente libro de la serie de orientación para padres.

El optar por la lactancia materna es una de las decisiones más importantes que puede hacer la futura madre para darle a su recién nacido el mejor comienzo posible. Aun así, muchas mujeres tienen inquietudes y dudas sobre la lactancia materna y desean saber por qué es tan beneficiosa. Este libro les ayudará a madres y padres a entender los beneficios neurológicos, psicológicos e inmunológicos de la leche materna, prepararse para la lactancia materna antes de que nazca el bebé, planear la primera toma y el momento de llevar al bebé a la casa, entender el papel del padre en la lactancia materna, continuar con la lactancia si la madre regresa a trabajar y mucho más.

Lo que distingue a este libro de otros libros de consulta sobre la lactancia materna, es que ha sido revisado extensamente por pediatras especializados en esta área. Bajo la dirección de nuestra Editora en Jefe, el material de este libro fue diseñado con la asesoría de numerosos revisores y colaboradores de la Academia Americana de Pediatría. Puesto que la información médica cambia constantemente, se han hecho todos los esfuerzos posibles por garantizar que este libro contenga los hallazgos más recientes. Los lectores que deseen mantenerse al tanto de estos y otros temas, pueden visitar las páginas electrónicas de la AAP, www.aap.org. Los padres también pueden tener acceso a información de salud para el consumidor en www.medem.com, una red electrónica de salud creada por la AAP y otras sociedades médicas líderes.

Confiamos en que este libro se convierta en un recurso invaluable y en una guía de consulta para los padres. Tenemos la seguridad de que esta guía será de enorme utilidad para los padres y encargados del cuidado de los niños. Recomendamos su uso conjuntamente con el consejo y la asesoría de los pediatras de nuestros lectores, quienes brindarán la orientación individual y la ayuda acorde con la salud de cada niño.

La Academia Americana de Pediatría es una organización de unos 57,000 pediatras de cuidado primario, subespecialistas pediátricos y cirujanos pediátricos especializados, dedicados a la salud, seguridad y bienestar de bebés, niños, adolescentes y adultos jóvenes. La *Nueva guía de lactancia materna* es parte de los continuos esfuerzos de la Academia por brindar a padres y personal que cuida a niños información de alta calidad sobre una amplia gama de asuntos relacionados con la salud infantil.

Joe M. Sanders, Jr, MD, FAAP
Director Ejecutivo

CAPÍTULO 1

La decisión de amamantar

"Tomé la decisión de amamantar a mi hija aun antes de concebirla. Yo nunca fui amamantada, pero había visto el estrecho vínculo materno-infantil que se crea a través de la lactancia. También entendía los beneficios nutricionales e inmunológicos que la leche materna brinda al bebé y quería darle lo mejor a mi propia hija".

—Estela, 31 años, mamá de Andrea

Faltando apenas tres semanas para la fecha prevista del parto de su bebé, Victoria estaba ansiosa de que llegara ese día. Ella y su esposo habían completado el curso sobre parto natural y habían recorrido el hospital donde su bebé nacería. Tenían lista la ropita de bebé e incluso habían comprado su primera tanda de pañales. Sin embargo, al hacer un recuento mental en el trabajo antes de salir a su licencia de maternidad, no pudo evitar sentirse nerviosa sobre ciertos aspectos de su nuevo papel como madre. *¿Seré capaz de amamantar a mi bebé?* se preguntaba. *Mi prima lo intentó, pero desistió al cabo de una semana. ¿Y qué pasará cuando empiece a trabajar de nuevo?* Todas estas preguntas se las hacía mientras empacaba una caja con los papeles que se llevaría a casa. *Supongo que tendré que empezar a darle el biberón. ¿Deberé empezar a darle leche de fórmula para que el cambio no sea tan brusco?*

Sintiéndose repentinamente agotada, Victoria se sentó y se puso una mano sobre el vientre. Al sentir una lenta voltereta debajo de su mano, bajó la mirada sonriendo lánguidamente. —Quiero lo mejor para ti —le dijo a su bebé—. Ojalá tuviera a alguien que me enseñara todo. ¿Qué es realmente importante para tu salud y cómo puedo garantizar que lo recibas?

¿TIENE SENTIDO PARA MÍ LA LACTANCIA MATERNA?

Si usted también está próxima a dar a luz, es posible que comparta las inquietudes de Victoria, o que tenga otras dudas urgentes sobre cómo y cuándo debe dar de lactar a su bebé, o incluso si debe o quiere hacerlo. El acto de amamantar —uno de los procesos naturales más gratificantes y beneficiosos— puede ser intimidante, si paralelamente usted enfrenta una multitud de compromisos y escucha toda una serie de consejos contradictorios. En los siguientes capítulos, encontrará respuestas claras a muchas de estas preguntas, soluciones a sus problemas e información sobre la gama de servicios de apoyo a la lactancia materna —enfermeras en hospitales, pediatras, obstetras, médicos de familia, especialistas en lactancia y grupos de apoyo a la lactancia materna— que tienen como fin ayudar a las madres a lactar a sus hijos exitosamente.

Hemos hecho tales esfuerzos debido a que gran cantidad de investigaciones demuestran el beneficio que la lactancia materna reporta a los bebés. Sabemos que la lactancia no sólo fortalece la calidad de la relación materno-infantil, sino que mejora la salud del bebé, contribuye a su desarrollo cerebral y le brinda el tipo exacto de nutrición que necesita en cada etapa crítica de su desarrollo. De hecho, los beneficios de la leche materna exceden tanto a cualquier método alterno de alimentación infantil, que las organizaciones de salud alrededor del mundo se han unido para promover esta fuente natural de nutrición y de sustento emocional para los bebés. La Organización Mundial de la Salud (OMS), por ejemplo, exhorta a las mujeres a alimentar a sus hijos

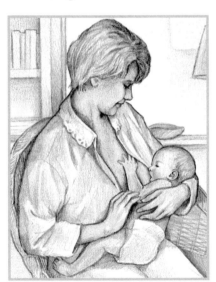

La lactancia materna le brinda al bebé un comienzo sano, y le reporta a madre e hijo beneficios muy importantes.

exclusivamente con leche materna durante los primeros seis meses, y continuar dándoles de lactar por lo menos hasta que tengan dos años para aprovechar la habilidad de la leche materna de brindar la mejor nutrición así como protección contra infecciones. La Academia Americana de Pediatría (AAP) recomienda alimentar al bebé exclusivamente con leche materna (no darle agua, leche de fórmula ni ningún otro líquido o sólido) durante aproximadamente los primeros seis meses de vida, seguidos por leche materna y los primeros alimentos sólidos por los siguientes seis meses, y a partir de ahí seguir amamantándolos por el tiempo que madre e hijo lo deseen.

Nuestra posición

Como la principal asociación de pediatras certificados de los Estados Unidos, la Academia Americana de Pediatría está comprometida con mejorar la salud de todos los niños. Reconocemos el papel de la lactancia materna en la promoción de la salud, el desarrollo y el bienestar psicológico del infante. Por lo tanto, recomendamos la lactancia materna como la única fuente de nutrición infantil hasta aproximadamente los primeros seis meses de edad; la lactancia materna en combinación con alimentos sólidos hasta por lo menos los doce meses de edad y a partir de ahí continuar con la lactancia por todo el tiempo que madre e hijo lo deseen mutuamente. Aunque la decisión final de lactar a su bebé depende de usted, es nuestra responsabilidad brindarle información completa y actualizada sobre los beneficios y métodos de la lactancia materna que le permitan estar bien informada para tomar tal decisión. (Si desea más información sobre las recomendaciones y políticas de la AAP en torno a la lactancia materna, sírvase conectarse a nuestra página electrónica, www.app.org.)

A medida que se prepara para ser madre, querrá obtener respuestas a *todas* sus preguntas sobre la lactancia materna. Querrá saber cómo es posible combinar la lactancia de su bebé con el trabajo fuera de casa, cómo puede involucrar de lleno a su pareja* en la tarea de cuidar a un bebé que es amamantado, y qué hacer en caso de que la lactancia del bebé comience con algunos contratiempos. Necesitará entender cómo funciona la lactancia materna de tal modo que sepa que ciertos comportamientos son normales o que reconozca cualquier dificultad. Por último, querrá encontrar en su localidad servicios confiables de apoyo a la lactancia materna.

Como pediatras, queremos ayudarle y compartir con usted todo lo que sabemos. En esta guía, encontrará información, estímulo y apoyo a medida que aprende esta nueva y vital destreza. Le mostraremos cómo millones de mujeres —que trabajan o no fuera de casa, que son casadas o solteras, que son mamás primerizas o experimentadas— le han brindado lo mejor a sus bebés a través de la lactancia materna. Y le mostraremos cómo usted también puede hacerlo.

SI MI MAMÁ NO LO HIZO, ¿POR QUÉ YO SÍ?

Quizás usted no fue amamantada en su infancia, pero es muy probable que su madre y su abuela sí lo fueran. La lactancia materna, como muchas otras técnicas de crianza infantil, ha pasado de moda y ha vuelto a estar de moda, dependiendo de las tendencias en la forma de criar a los niños, las necesidades de la sociedad y la acumulación de investigación confiable.

Por supuesto, hace un siglo las madres tenían pocas alternativas. A comienzos del siglo XX, la mayoría de las mujeres estadounidenses lactaban a sus hijos y más de la mitad de los bebés aún seguían siendo amamantados después de su primer año de vida. Las madres que no podían o que no querían amamantar a sus hijos, contrataban a una nodriza o alimentaban a sus bebés con leche de animales o con una mezcla de harina, arroz y agua llamada "papilla". Como resultado de esto, la oportunidad de supervivencia de los recién nacidos se redujo significativamente. Durante las décadas que siguieron, no obstante,

*Tenga en cuenta que usamos la palabra *pareja* y *papá del bebé* intercaladamente para respetar el tipo de relación de pareja que usted tenga.

salieron al mercado biberones de vidrio y mamaderas de caucho y se hizo más común la pasteurización y los suplementos vitamínicos. Como resultado, las alternativas a la lactancia materna se hicieron más prácticas y generalizadas, aunque muy poco se sabía acerca del efecto a largo plazo que estos métodos artificiales de alimentación infantil tendrían sobre la salud y el desarrollo de los niños. Durante la Segunda Guerra Mundial, a medida que salieron más mujeres a trabajar fuera de su casa, la alimentación con leche de fórmula aumentó aún más y continuó incrementándose a lo largo de las décadas de 1950 y 1960. Hacia 1966, tan sólo un 18 por ciento de los bebés eran amamantados al momento de *dejar el hospital,* y este porcentaje decaía notablemente tan pronto como los bebés llegaban a casa. A comienzos de la década de 1970, las tasas de lactancia materna llegaron a su más bajo nivel en los Estados Unidos.

Hacia esta misma época, sin embargo, la investigación médica comenzó a revelar nuevas verdades acerca de las ventajas de la leche materna para la salud y desarrollo infantil. Los científicos percibieron que los bebés que recibían lactancia materna eran más resistentes a enfermedades ambientales. Contraían menos resfriados, padecían de menos infecciones de oído y experimentaban menos alergias. Incluso las madres parecían recuperarse del parto más rápida y fácilmente. Tales hallazgos, junto con el movimiento de mediados de los años 70 en favor de un parto y una crianza más naturales, hicieron que las tasas de lactancia materna volvieran a incrementarse. En 1982, cerca de un 62 por ciento de los recién nacidos eran alimentados con leche materna después del parto. Para el año 2000, esta cifra se había incrementado a más de un 68 por ciento. Desafortunadamente, los conflictos en el horario laboral y la falta de apoyo, hicieron que muchas madres desistieran muy pronto de seguir amamantando, y esto aún sigue siendo el caso. De los recién nacidos amamantados en los Estados Unidos en el año 2000, tan sólo un 31 por ciento, aproximadamente, seguían siendo amamantados a los seis meses de edad y menos de un 18 por ciento al cumplir su primer año de vida. Sin embargo, los estudios siguen revelando el modo fascinante en que el contenido de la leche materna cambia para ajustarse a cada etapa del desarrollo del bebé, de tal manera que continúa brindando los beneficios precisos para el desarrollo, el bienestar psicológico y la salud del bebé durante su primer año de vida y aún más allá.

Hoy en día, las madres no se ven forzadas a escoger tan sólo entre dos alternativas: amamantar a sus bebés o darles leche de fórmula. Pueden optar por amamantar a sus bebés directamente, darles un biberón con leche materna extraída y almacenada para su posterior uso; obtener leche materna donada y procesada de un banco lácteo cuando su propia producción de leche es insuficiente o no puede usarse; o usar leches de fórmula de venta en supermercados y farmacias, ya sea como suplemento a su propia leche materna o como reemplazo a la lactancia materna. La opción que usted elija en determinado momento dependerá de sus circunstancias personales y de las necesidades suyas y de su bebé. Sin embargo, antes de tomar una decisión, su bebé merece que usted conozca los beneficios que la leche materna tiene para ambos. Tenga en cuenta los servicios de apoyo (especialistas en lactancia, grupos de apoyo a la lactancia materna, e información por la Internet), ayudas eficientes a la lactancia (extractores de leche, recipientes para almacenar leche materna) y la creciente aceptación social (más mujeres amamantan en público, licencia de maternidad, cuartos privados en el sitio de trabajo para las madres lactantes) que existen ahora para ayudarle a lactar a su bebé exitosamente. Confiamos en que, a medida que lea sobre los beneficios que la lactancia materna les reporta a usted y a su bebé y sobre cómo puede incorporar este proceso en su propia vida, tomará la decisión de intentarlo. Después de todo, los bebés no son bebés por mucho tiempo. Merecen el comienzo más sano posible.

¿POR QUÉ LA LACTANCIA MATERNA ES TAN BUENA PARA MI BEBÉ?

La leche de fórmula se ha convertido en una parte tan intrínseca de nuestra cultura, que muchas personas asumen que debe ser tan buena para los bebés como la leche materna. Después de todo, la leche de fórmula está diseñada para contener muchos de los nutrientes que da la leche materna, y los bebés que son alimentados con leche de fórmula crecen y se desarrollan adecuadamente. No obstante, sigue siendo un hecho que la leche materna y la leche de fórmula difieren de manera fundamental en varios sentidos. La leche materna es una mezcla tan rica y nutritiva, que a los científicos aún les falta identificar todos sus elementos. Ningún fabricante de leche de fórmula ha podido o podrá hacer una réplica exacta de la leche materna.

◆ BENEFICIOS INMUNOLÓGICOS

La leche materna brinda virtualmente toda la proteína, el azúcar y las grasas que su bebé necesita para estar sano, además de contener muchas substancias que benefician su sistema inmunológico, incluyendo anticuerpos, factores inmunes, enzimas y células sanguíneas blancas. Estas substancias protegen a su bebé contra una amplia variedad de enfermedades e infecciones no sólo durante la etapa en que sea lactado, sino en muchos casos, tiempo después de haber sido destetado. La leche de fórmula no puede ofrecer esta protección.

Si, por ejemplo, usted contrae un resfriado mientras está lactando a su bebé, es probable que le transmita al bebé los microorganismos del resfriado, pero los anticuerpos que su organismo produce para combatir ese resfriado, también le serán transmitidos al bebé a través de su leche materna. Estos anticuerpos le ayudarán al bebé a combatir los microorganismos del resfriado rápida y eficazmente, y, posiblemente, evitar que de por sí contraiga el resfriado. Esta defensa contra enfermedades reduce significativamente las posibilidades de que su bebé amamantado sufra de infecciones de oído, vómitos, diarrea, neumonía, infecciones de las vías urinarias, o ciertos tipos de meningitis espinal. Incluso los bebés que asisten a guarderías, quienes son más propensos a atrapar microbios debido a la proximidad entre unos y otros, tienen menos probabilidad de enfermarse si son amamantados o alimentados con biberones de leche materna extraída de la madre.

Los alergistas recomiendan la lactancia materna como un modo de disminuir el riesgo de desarrollar alergias a alimentos y eccema en familias propensas a este tipo de afecciones. La leche materna contiene proteínas humanas específicas, que no son las mismas proteínas de la leche de vaca o de la leche de soya, las cuales son "ajenas" al sistema inmunológico del bebé y pueden estimular una reacción alérgica. La transferencia de los anticuerpos maternos y de otras substancias inmunológicas también podría explicar el por qué los niños que son amamantados por más de seis meses son menos propensos a contraer

**Riesgos comparativos de salud en bebés alimentados
con fórmula y bebés que reciben lactancia materna**

Un bebé alimentado con leche de fórmula tiene —————————
posibilidades de contraer ————————— en comparación con un
bebé que es lactando durante el período de lactancia.

2 a 7 veces	alergias, eccema
3 veces	infecciones de oído
3 veces	gastroenteritis
3.8 veces	meningitis
2.6 a 5.5 veces	infecciones de las vías urinarias
2.4 veces	diabetes tipo 1
2 veces	Síndrome de Muerte Súbita Infantil (Muerte de Cuna)
1.7 a 5 veces	neumonía/infecciones de las vías respiratorias bajas
1.5 a 1.9 veces	enfermedad intestinal inflamatoria
1 a 6.7 veces	linfoma de Hodgkin

Adaptado de: *American Family Physician, 1 de abril, 2000, Vol. 61, No. 7.*

leucemia aguda infantil que aquellos que son alimentados con leche de
fórmula. Los estudios han demostrado una reducción en el riesgo del
Síndrome de Muerte Súbita Infantil (o Muerte de Cuna) entre los bebés
que son lactados, aunque la razón de esto no se conoce por completo.
Más aún, investigaciones recientes indican que los bebés amamantados
son menos propensos a ser obesos más adelante y las niñas amamantadas
corren menor riesgo de contraer cáncer de mama durante la edad adulta.

◆ **LECHE MATERNA Y DESARROLLO INFANTIL**

Además de tener la capacidad de transformarse para defender al bebé
contra amenazas ambientales, la composición de la leche materna
también se ajusta con el tiempo para satisfacer las necesidades de su
hijo en cada etapa de su desarrollo, presentándose los mayores cambios
en las primeras semanas luego de su nacimiento, las cuáles son críticas.
La primera leche que su cuerpo produce, denominada calostro, es baja

en volumen pero alta en proteína y fácil de digerir para el recién nacido. (Si tuvo un parto prematuro, su calostro contendrá aún más proteínas y distintos tipos de grasas que son importantes para un bebé prematuro.) Después del parto, el calostro gradualmente da paso a una leche más madura, que es mucho mayor en volumen, más baja en proteína y más alta en lactosa y grasa, respondiendo a las necesidades evolutivas de su bebé. El contenido de grasa de la leche materna cambia durante el curso de una sola toma, empezando por ser baja en grasa e incrementándose hasta el final de la toma. La composición de la leche materna incluso cambia durante el curso de un mismo día.

Los ácidos grasos que contiene la leche materna, son, en parte, responsables de su habilidad para facilitar un desarrollo cerebral óptimo. Un número creciente de estudios demuestra que los puntajes de coeficiente intelectual (IQ, por sus siglas en inglés) y otras pruebas que miden la habilidad cognoscitiva de niños amamantados en su infancia, son más altos que los de aquellos niños que fueron alimentados con leche de fórmula, independientemente de factores socioeconómicos o del puntaje intelectual de la madre. Este aumento en el puntaje es particularmente notable entre los bebés de bajo peso al nacer. Por supuesto, la lactancia materna por sí sola no garantiza que su bebé sea un niño prodigio. Pero la evidencia muestra que en muchos aspectos del desarrollo infantil, la leche materna le ofrece al niño una *ventaja temprana* que la leche de fórmula no brinda. Puesto que el desarrollo cerebral de un bebé crece a su más rápido ritmo durante la infancia y la niñez temprana, los tipos específicos de grasa que se encuentran en la leche materna son importantes en el desarrollo de conexiones que permiten la comunicación entre células cerebrales.

◆ BENEFICIOS PSICOLÓGICOS

Su recién nacido también se beneficia de la cercanía física que brinda la lactancia materna. Expulsado del cerrado y oscuro vientre materno hacia la abrumadora experiencia de luces brillantes, ruidos fuertes y olores nuevos, su bebé necesita sentir su cercanía y su continua presencia física. Al arrullarlo en sus brazos y nutrirlo con su cuerpo, le ofrecerá un sentido de continuidad del pre-nacimiento al post-nacimiento. Al mirarla a los ojos, su bebé llega a entender que es amado y protegido, y que usted está ahí para satisfacer sus necesidades a medida que se ajusta a su nuevo mundo. Este vínculo emocional es tan vital como los beneficios nutricionales que recibe de usted. Los científicos nos han revelado últimamente que los bebés aprenden mejor cuando están en un contexto de cercanía emocional con un adulto. La lactancia materna promueve el vínculo afectivo entre ambos, factor que continuará desempeñando un papel importante en el desarrollo de su bebé durante los años por venir.

¿ES LA LACTANCIA MATERNA BUENA PARA MÍ TAMBIÉN?

La lactancia materna es un hermoso obsequio tanto para usted como para su bebé. Muchas madres sienten gran satisfacción y dicha a través de la comunión física y emocional que experimentan cuando están amamantando al bebé. Estos sentimientos se intensifican por la liberación de la hormona prolactina, que al producir una sensación de paz y sustento emocional, le permite relajarse y concentrarse en su bebé, así como de la oxitocina, que promueve un fuerte sentido de amor y apego entre los dos. Estos sentimientos placenteros pueden ser una de las razones del por qué tantas mujeres que han lactado a su primer hijo, deciden hacerlo también con los siguientes.

Además de la satisfacción emocional, la lactancia materna ofrece beneficios de salud para las madres. En general, las mujeres que amamantan tienden a perder el peso ganado durante el embarazo más rápidamente, por lo común a un ritmo de una o dos libras al mes. La hormona oxitocina actúa para hacer que el útero retorne a su tamaño regular más rápidamente y puede reducir el sangrado post-parto. Los estudios demuestran que las mujeres que han lactado a sus hijos, logran menores tasas de desarrollo de cáncer de ovario o de mama. Ciertos estudios sugieren que el amamantar puede conducir a un incremento de la densidad mineral de los huesos después del destete, lo que a su vez la pueda proteger contra la osteoporosis y fracturas óseas cuando llegue a una edad avanzada, aunque esto no ha sido comprobado del todo. Por último, la lactancia materna, como única fuente alimenticia para el bebé, retarda el regreso del período menstrual de la madre, lo que puede ayudar a extender el lapso entre embarazos. (La lactancia materna como única fuente de sustento, puede brindar un método anticonceptivo natural si la madre no ha vuelto a menstruar, el bebé es amamantado de día y de noche y el bebé tiene menos de seis meses de edad. Véase el Capítulo 6 para obtener más detalles sobre la lactancia materna y el control natal).

La lactancia materna también tiene unas cuantas ventajas prácticas, lo que resulta provechoso para toda la familia. Por ejemplo, la leche materna es mucho menos costosa que la leche de fórmula. Durante el tiempo que lacte a su bebé necesitará, a lo sumo, entre 300 y 500 calorías adicionales al día para producir suficiente leche materna para su bebé, mientras que la leche de fórmula cuesta tres dólares o más al día. En la noche, es mucho más sencillo y rápido ponerse al bebé en el pecho que levantarse a preparar y calentar un biberón con leche de fórmula. (Su pareja puede hacer que las tomas nocturnas sean aún más fáciles al cambiarle los pañales al bebé y llevárselo para que usted lo amamante.) También es maravilloso poder cargar al bebé y salir de casa —ya sea dentro del mismo vecindario o para un recorrido más largo— sin tener que llevar un bolso lleno de utensilios para alimentarlo. La lactancia materna también es conveniente para el medio ambiente, puesto que no hay que lavar biberones ni hay que botar latas de leche de fórmula.

A pesar de que todos estos beneficios son muy convenientes, la mayor parte de las madres dicen que la sensación de satisfacción maternal encabeza la lista de las razones por las cuales deciden lactar a sus bebés. La lactancia materna brinda una singular experiencia emocional tanto para la madre que amamanta como para el bebé. Su pareja, los hermanos del bebé y otros parientes apreciarán el hecho de que el nuevo miembro de la familia sea recibido de un modo tan amoroso.

¿ES LA LECHE DE FÓRMULA UNA OPCIÓN?

A medida que los científicos aprenden más acerca de la composición de la leche materna, los fabricantes de leche de fórmula continúan refinando el producto en un intento por emular sus atributos lo más cercanamente posible. Es imposible imitar a la perfección una sustancia tan compleja como la leche materna, pero la leche de fórmula brinda una alternativa en aquellos casos en que no es posible alimentar al bebé exclusivamente con el pecho o disponer de un biberón de leche materna ya sea de la propia madre o de leche donada.

Un pequeño porcentaje de nuevas madres padece de condiciones físicas que interfieren con la producción de leche materna, tales como un insuficiente desarrollo de las glándulas que producen leche (véase el Capítulo 2) o los efectos de la cirugía para reducir el tamaño de los senos. En los Estados Unidos, se aconseja a las mujeres que tienen el virus del SIDA no amamantar a sus bebés, puesto que dicho virus podría transmitirse al bebé a través de la leche. Las madres que han sido diagnosticadas recientemente con tuberculosis infecciosa, no deben amamantar a un bebé a menos que estén bajo medicación. La lactancia materna no es aconsejable cuando se están tomando ciertos medicamentos, por lo cual debe consultar con el médico antes de tomar cualquier medicina si está dando de lactar a un bebé. Si la medicina no es apta durante la lactancia materna, su médico podría ofrecerle una alternativa más segura. (Véase el Capítulo 5 para obtener más información sobre afecciones médicas que pueden afectar la lactancia materna.)

La condición médica del bebé, así mismo, puede imposibilitar la lactancia materna. Algunos bebés son incapaces de metabolizar el azúcar de la leche materna o de la leche de fórmula hecha con leche de vaca debido a un raro trastorno genético conocido como galactosemia. (En la mayor parte de los Estados Unidos se hace un examen para detectar esta afección como parte de las pruebas que se realizan a los recién nacidos varios días después de nacer.) Los bebés con la forma clásica de galactosemia deben ser alimentados con una leche de fórmula que no contenga lactosa o azúcar láctea. Es posible que los niños extremadamente prematuros no puedan ser amamantados inicialmente y, en algunos casos, pueden requerir de alimentación suplementaria junto con la leche materna que se ha extraído la madre.

Aunque hay muy pocos casos médicos en que se contraindica la lactancia materna, es posible que usted experimente resistencia física o psicológica al proceso. El amamantamiento no debe ser doloroso si su bebé está "agarrado" al pecho correctamente, pero un agarrre incorrecto puede causar dolor en el pezón e incluso sangrado, particularmente durante los primeros días de haber iniciado la lactancia materna. Algunas madres se sienten desmotivadas por esta primera experiencia negativa y se ven tentadas a dejar de amamantar al bebé. Sin embargo, en la mayoría de los casos, una enfermera del hospital, un pediatra o un especialista en lactancia pueden indicarle cómo colocarse al bebé correctamente en el pecho e iniciar así la lactancia de un modo mucho más cómodo para usted.

Las nuevas mamás también se ven muy influenciadas por el consejo y las experiencias de sus parientes o amigas. Si su mamá u otra mujer cercana a usted no amamantó a sus hijos o nunca entendió los beneficios de la lactancia, podría disuadirla de amamantar a su bebé y animarla a que lo alimente con leche de fórmula. También es posible que el padre de su bebé favorezca la alimentación con leche de fórmula. En la mayoría de los casos, estos seres queridos tienen buenas intenciones, pero no están bien informados sobre la importancia de la lactancia materna. Este libro responderá a sus dudas o a las críticas sobre la lactancia materna y la podrá referir a personas de su comunidad que le brinden apoyo, sea cual sea la decisión que *usted* tome. Si la experiencia de lactar a su bebé la pone demasiado ansiosa —al punto de que su resistencia afecte la relación con su bebé— podría hablar con madres experimentadas en la lactancia que le ayuden a aquietar sus temores.

Ciertamente, no existe ninguna razón para concluir que la elección de un plan de alimentación particular hagan de usted una buena o mala madre. Aun así, exceptuando cualquier problema médico o físico definitivo que pueda interferir con la lactancia materna, ésta resulta ventajosa. Si usted y su bebé se concentran en el proceso y además cuenta con un buen sistema de apoyo, la mayoría de los problemas relacionados con la lactancia materna se pueden resolver en el transcurso de las primeras semanas, permitiéndole establecer una relación placentera durante el proceso de lactancia.

Aunque doce meses de lactancia materna son lo ideal, cualquier cantidad le reporta a su bebé beneficios importantes. Si le preocupa el hecho de no poder seguir lactando al bebé una vez que regrese al trabajo, aún vale la pena amamantarlo hasta entonces. A medida que se aproxima el momento de volver al trabajo, a la universidad o a la escuela, usted puede ensayar el uso de extractores de leche, acostumbrar al bebé a tomar leche materna de un biberón o a cualquier método de alimentación alterno (véase el Capítulo 9), y entonces volver a plantearse el hecho de si realmente es necesario destetar a su hijo una vez que esté fuera de casa parte del día.

Preguntas y Respuestas

¿Cómo cambiará mi vida con la lactancia materna?

P: *Si amamanto a mi bebé, ¿tendré que cuidarme de todo lo que como y tomar mucha leche como lo hice durante el embarazo?*

R: En la mayoría de los casos es recomendable llevar una dieta sana, independientemente de que amamante o no a su bebé. (Véase el Capítulo 7 para obtener más información sobre nutrición.) Una de las ventajas de la lactancia materna es que, aunque debe consumir de 300 a 500 calorías adicionales al día, esas calorías van a parar a los muslos de su bebé, ¡y no a los suyos! No tendrá que tomar más leche de lo acostumbrado, puesto que el cuerpo de una madre que amamanta absorbe eficientemente el calcio de otros alimentos. De hecho, no es necesario tomar leche de vaca para producir leche materna. Pero sí necesita consumir una fuente diaria de calcio y llevar una dieta adecuada en vitaminas y minerales. Consulte con su médico o con el pediatra de su hijo si duda de estar obteniendo todos los nutrientes que necesita. Uno que otro vaso de vino o una taza de café son aceptables durante la lactancia. En general, la clave es la moderación. De hecho, la dieta de una madre que amamanta es un excelente punto de partida para toda una vida de buenos hábitos alimentarios.

P: *¿Cómo puedo manejar el tiempo libre para mí si amamanto al bebé cada vez que él quiere?*

R: Durante los primeros días después del parto, todas las madres, sea que amamanten o no a sus hijos, deben ajustarse a las necesidades del bebé y a su presencia casi constante. (Esto por lo común no es difícil, puesto que usted deseará conocer a su bebé y descansar y recuperarse junto con él.) Poco a poco, durante el transcurso de las semanas siguientes, notará que dispone de una mayor libertad física. Después de las primeras semanas, las tomas se volverán más regulares, dándole a usted momentos específicos del día en que no tiene que estar presente para amamantar al bebé. Con la debida preparación, su bebé empezará a aceptar la leche materna que usted se ha extraído con anticipación y que le ha dejado en un biberón, si es que opta por este sistema. Si espera a que la lactancia esté bien establecida cuando el bebé tiene por lo menos tres o cuatro semanas de edad, esto no deberá interferir con su habilidad de amamantarlo. (Véase el Capítulo 9 para obtener información sobre los modos de preparar a su bebé para pasar del pecho al biberón.) Éste es el modo en que muchas madres que trabajan fuera del hogar les suministran leche materna a sus hijos. Así disfrutan de la cercanía de la lactancia mientras están en casa y al mismo tiempo le suministran los beneficios de la leche materna a su bebé cuando están fuera de ella. En resumen, la lactancia materna promueve la cercanía física con su bebé, pero no significa que deba estar atada a él constantemente.

P: *¿Cómo puede mi pareja participar activamente de su papel si yo estoy alimentando a mi bebé con pecho exclusivamente?*

R: Así como su pareja ya ha desempeñado un papel vital como padre al respaldarla durante el embarazo y seguirá haciéndolo durante el parto, su papel como padre seguirá siendo crucial a medida que su bebé hace la transición *gradual* de estar unido a su cuerpo hacia la interacción con otras personas y con el mundo. Hay muchos modos de ser padre aparte de alimentar al bebé. Su pareja puede proporcionarle a usted comidas nutritivas para que así usted pueda alimentar mejor al bebé, ayudarle con los quehaceres domésticos para que usted pueda descansar, jugar con el bebé durante el tiempo que esté despierto y arrullarlo para que se duerma sosteniéndolo cerca de su pecho y cantándole en voz baja y apacible. Si alimentar al bebé como tal es importante para su pareja, puede darle un biberón con la leche que usted se ha extraído, pero sólo cuando el bebé ya tenga al menos varias semanas de edad y se haya ajustado por completo a su pecho. (En el Capítulo 9, se presenta en detalle este proceso, y en el Capítulo 11 sugerimos varios otros modos en que su pareja puede participar de lleno de la experiencia como padre.) En definitiva, aunque cada uno de los padres le obsequia al bebé algo diferente, ambos obsequios son igualmente valiosos.

LACTANCIA MATERNA: UN OBSEQUIO NATURAL

Victoria por fin había iniciado su licencia de maternidad y ahora contaba ansiosamente los días que faltaban para dar a luz. Tan sólo una semana antes estaba sentada en su oficina, inquieta por el hecho de no saber si debía lactar a su bebé, pero desde entonces había reunido gran cantidad de información sobre el tema para poder tomar una decisión. Siguiendo las instrucciones de un libro sobre lactancia materna que sacó de la biblioteca, había hablado con su médico, se había puesto en contacto con grupos de apoyo a la lactancia materna de su localidad y había conversado con amigas experimentadas sobre la logística de la lactancia para una madre que trabaja fuera de casa. Todas la animaron a hablar con su jefe sobre la posibilidad de que le dieran un lugar privado en el sitio de trabajo para extraerse la leche una vez terminara su licencia de maternidad. Para su sorpresa, su jefe le ofreció una oficina desocupada para tal fin, e incluso conversó con ella por un buen rato sobre el hecho de que su esposa había amantado a su bebé y los beneficios que tenía la lactancia materna. Gracias al apoyo de su jefe, Victoria sintió que se le quitaba un peso de encima.

Ahora que veía concretarse la posibilidad de amamantar a su bebé por un período más largo de lo pensado, Victoria esperaba con emoción la perspectiva de experimentar esa cercanía tan especial con su bebé. La decisión de amamantar a su bebé ya no era una encrucijada.

Había conversado con su obstetra sobre su deseo de dar de lactar al bebé, había hecho una cita con el pediatra de su hijo para hablar acerca de los aspectos prácticos de la lactancia y había conversado con su esposo sobre cómo él podría ayudarla a ajustarse a la lactancia del bebé y compartir la tarea de cuidarlo. Había revisado su guardarropa en busca de camisas y blusas que pudiera levantarse o desabotonar fácilmente desde arriba al momento de amamantar al bebé. Hasta había tomado una clase sobre lactancia materna en un hospital cercano para poder saber cómo empezar a lactar al bebé una vez naciera.

Los siguiente capítulos están dedicados a ayudarla a prepararse y experimentar ese viaje hacia la lactancia materna, desde los preparativos para las primeras e importantes tomas, hasta ajustarse a la vida doméstica, la vida familiar y la vida laboral como madre que amamanta a su hijo. Por último la ayudaremos a traspasar con su hijo el umbral de la lactancia materna. Confiamos en que desde un principio el proceso de lactar a su bebé marche sin contratiempos. Sin embargo, como todo lo nuevo, es posible que necesite tiempo y práctica para que el proceso comience a marchar efectivamente. Esto es totalmente normal. Mientras tanto, mantenga una actitud positiva y trate de no perder el ánimo. Recuerde: su leche materna le brindará a su bebé algo más que alimento. La lactancia es un maravilloso obsequio natural que sólo usted puede darle a su bebé, y confiamos en que ésta sea una experiencia gratificante para ambos.

CAPÍTULO 2

Un diseño perfecto:
Cómo funciona la lactancia materna

"Fue sorprendente ver cómo mi cuerpo se preparaba para alimentar a este nuevo bebé. Era capaz de darle todo lo que ella necesitaba. Esto me hizo pensar en lo poderosa que es la conexión materno-infantil, tanto antes como después del parto".

—Tamara, 28 años, mamá de Megan

Beatriz, de 37 años, ansiaba tener un hijo desde hacía mucho tiempo, y una vez que quedó embarazada, anticipó con entusiasmo el momento de amamantar a su bebita. Sin embargo, y a pesar de todas sus charlas sobre lactancia materna con amigas y parientes que eran madres experimentadas, varias cosas le sorprendieron durante los primeros meses de lactancia. Beatriz se preguntaba acerca de la sustancia espesa y amarillenta que sus senos produjeron para su hija tras los primeros días del parto, en lugar de la leche blanca que esperaba ver.

—Se llama calostro— le contó una amiga—. Es una mezcla muy concentrada que tu cuerpo produce para alimentar a tu bebé durante sus primeros días de vida.

Una vez que el calostro fue reemplazado por una leche materna más madura, de color blanco azulado, Beatriz se sorprendió al ver que la leche salía como una regadera de diminutos agujeros en sus pezones, en lugar de salir como un chorro constante. —Muy pronto uno descubre cómo es la cosa —comentó meses más tarde—. Por fortuna todo me salió bien y fui capaz de improvisar a pesar de que no entendía muy bien cómo funcionaba la lactancia materna. Pero si tuviera que volver a hacerlo, averiguaría más acerca del proceso para poder notar la diferencia entre lo que es normal y lo que no lo es. Eso me habría ayudado a estar más tranquila.

PREPARÁNDOSE PARA LA LACTANCIA

De todos los cambios fisiológicos que experimenta antes del nacimiento de su bebé, ¿cuáles de ellos están preparando a su cuerpo para amamantar? ¿Y cómo funciona el proceso? Probablemente a comienzos de su embarazo —alrededor de la quinta o sexta semana— usted notó que sus pechos se llenaban más y que sus pezones estaban más sensibles que antes. Sus pezones, y el área más oscura que los rodea, llamada *areola*, pudieron haberse agrandado y oscurecido, y las pequeñas protuberancias de la areola, llamadas *glándulas de Montgomery*, pudieron volverse más prominentes. A partir del tercer mes de embarazo, más o menos, la compleja interconexión de un número de hormonas —incluyendo prolactina, estrógeno, progesterona y hormona del crecimiento humano— conducen a la proliferación de conductos lácteos y células glandulares productoras en sus pechos, al tiempo que su cuerpo se prepara para la producción de leche.

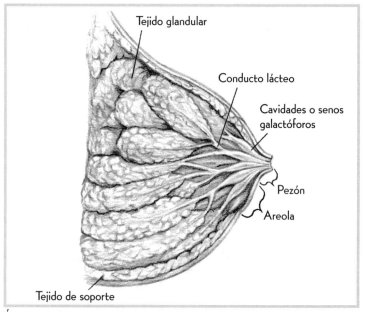

Éste es un diagrama esquemático que muestra un corte transversal de la mama donde se observa que, a medida que su embarazo avanza, la grasa y los tejidos de soporte que normalmente conforman el mayor volumen de la mama, son reemplazados por tejido glandular necesario para producir leche.

A medida que el embarazo avanza, el tejido glandular necesario para producir leche reemplaza a gran parte de la grasa y los tejidos de soporte que normalmente conforman la mayor parte del volumen de sus mamas. Esto hace que sus senos se vuelvan substancialmente más grandes durante el embarazo y la lactancia. Estos cambios tal vez la inquieten, pensando en que la lactancia hará que sus pechos se caigan o cambien de forma luego de destetar al bebé, pero no hay motivo de alarma. Una vez que su bebé sea destetado (cuando usted interrumpe la lactancia y sus glándulas secretoras de leche vuelven a ser reemplazadas por grasa y tejido de soporte) y usted recupere el peso que tenía antes del embarazo, sus pechos volverán al tamaño y la forma aproximados que tenía antes del embarazo.

Hacia el final del segundo trimestre, su cuerpo se ha vuelto totalmente capaz de producir leche materna, lo que significa que aunque su bebé haya nacido prematuramente, usted podrá producir leche materna. El calostro, la primera leche producida, es espeso, un poco pegajoso y de color entre amarillo y anaranjado. (Si halla manchas amarillas o anaranjadas en el interior de su sostén de maternidad, sus pechos están produciendo calostro. Sin embargo, algunas madres no notan que segregan calostro sino hasta después del parto.)

Una vez que nace su bebé, las areolas de sus pechos, y particularmente los pezones, se volverán extremadamente sensibles al tacto. Cuando la boca de su bebé toque el pezón, las terminaciones nerviosas enviarán una señal a su cerebro, haciendo que se libere la hormona oxitocina. La oxitocina hace que unas células musculares diminutas que hay dentro de los senos se contraigan, exprimiendo leche de las células productoras de leche por los conductos lácteos hacia pequeños depósitos o cavidades cerca del pezón. A medida que su bebé mama del pecho, extrayendo leche de las cavidades a través de los pezones hacia su boca, la producción de oxitocina aumentará, haciendo que se mueva más leche a través de los conductos en un proceso conocido como *bajada de la leche* o *reflejo de eyección*. Ésta es una explicación simplificada del complejo sistema mediante el cual su cuerpo garantiza que cuando su bebé tenga hambre, su organismo le suministre el sustento que necesita.

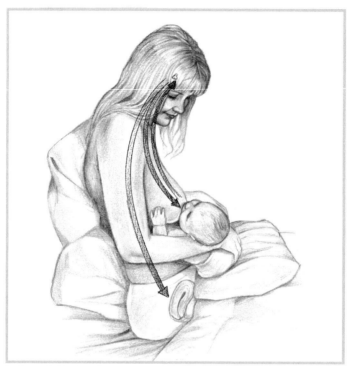

La boca del bebé sobre el pezón materno envía al cerebro de la madre la orden de liberar la hormona oxitocina, la cual hace que los conductos lácteos se contraigan y expulsen la leche, así como hace que los músculos del útero se contraigan.

Muchas mujeres que anticipan con emoción la lactancia materna se preocupan de si sus senos son lo suficientemente grandes como para suministrar leche a sus bebés. Aunque el tamaño puede afectar el volumen de leche que sus senos puedan contener en determinado momento —de tal modo que necesite amamantar más seguido si sus senos son más pequeños— el tamaño de lo senos no determina cuánta leche usted produce en total. Siempre y cuando su bebé esté bien agarrado al pezón y mamando correctamente (véase el Capítulo 4), la cantidad de leche que usted produce está determinada por la cantidad que su bebé amamante. Entre más leche tome el bebé, más leche producirá su cuerpo. Entre menos leche amamante, menos leche producirá usted.

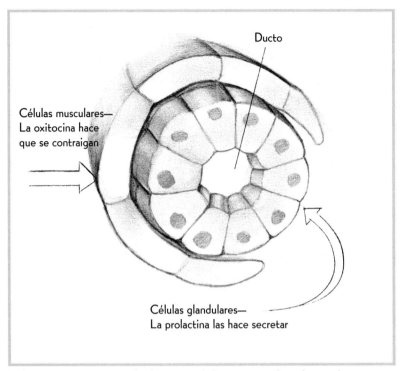

La lactancia materna estimula el aumento de la oxitocina y la prolactina, hormonas que hacen que los conductos lácteos se contraigan y segreguen leche.

◆ ¿QUE COSAS AFECTAN EL CONTENIDO DE MI LECHE?

Las mujeres embarazadas por lo común prestan mucha atención a su dieta, puesto que cada alimento, bebida y medicina que ingieren puede llegar hasta el bebé. Por fortuna, esto no es precisamente lo que ocurre con la leche materna. La leche materna es producida por las glándulas mamarias de sus pechos, no directamente por las sustancias que usted ingiere. Estas glándulas extraen de su dieta y de los depósitos de nutrientes de su cuerpo los recursos disponibles en forma de nutrientes. Si su dieta contiene insuficientes calorías o nutrientes para sustentar por completo a usted y al niño que amamanta, sus glándulas mamarias primero "absorben" los nutrientes disponibles en su cuerpo para producir una leche materna altamente nutritiva, dejándola a usted a expensas de lo que quede. Así que una dieta un tanto deficiente probablemente no afectará al lactante, pero puede dejar *su propio cuerpo* en riesgo nutricional. (Si sospecha que no está obteniendo la cantidad adecuada de nutrientes, hable con su médico o nutricionista para mejorar su dieta o explorar la posibilidad de tomar suplementos vitamínicos.)

Las glándulas y las células mamarias que producen leche también ayudan a regular cuánto de lo que usted come o toma termina por llegar al bebé. Un consumo moderado de café, té, refrescos con cafeína y una copita de vino o de otro licor de vez en cuando, son aceptables durante la lactancia materna. Sin embargo, algunos bebés son más sensibles que otros, así que es recomendable que esté pendiente de las reacciones de su bebé. También es reconfortante saber que las drogas inyectadas para bloquear epidurales y otros tipos de anestesias regionales empleadas durante el parto, no pasan a la leche materna en un grado suficiente como para causar daños a largo plazo, aunque pueden hacer que su bebé esté un poco adormilado al comienzo. Cuando se usa anestesia general, su anestesiólogo u obstetra debe ser informado con anticipación sobre sus planes en cuanto a lactar o no al niño.

La mayoría de los medicamentos son inocuos durante la lactancia materna, pero hay unos cuantos —incluyendo algunas substancias que no requieren receta médica— que pueden ser nocivos para el bebé. Éstas medicinas no siempre son las mismas que son contraindicadas durante el embarazo, así que es importante que su médico y el pediatra del bebé aprueben todos los medicamentos que usted vaya a tomar.* *Absténgase* de consumir alcohol en exceso o cualquier droga o medicamento de tipo recreativo que no sea aprobada por su pediatra, puesto que una buena cantidad de la misma podría llegar hasta su bebé y causarle serios daños.

---

* Puesto que cada día hay más conocimientos sobre qué medicamentos pueden afectar o no a la lactancia materna, hable con su propio médico acerca de este asunto. Para orientarla, su pediatra y otros proveedores de salud podrían referirse al documento recientemente revisado "La transferencia de drogas y otros químicos a la leche materna", del Comité sobre Drogas de la AAP.

DESPUÉS DEL PARTO: ¿QUÉ PASA AHORA?

Como ya lo notará, una vez que usted y su bebé hayan establecido una rutina de lactancia confortable, la lactancia materna se basa en un maravilloso patrón de oferta y demanda que garantiza la producción de leche en las cantidades exactas que el niño necesita en cualquier etapa particular de su crecimiento. Cuando su bebé esté especialmente hambriento —entre la segunda y tercera semana de vida, cuando se producen los llamados "estirones" en los que necesita más calorías— mamará más a menudo, haciendo que su producción de leche se incremente para poder suministrarle al bebé las calorías y nutrientes adicionales. Durante esta época es normal aunque temporero que el bebé amamante más a menudo y que esté un poco más inquieto. A medida que el bebé crece y usted recurre a otras fuentes para alimentarlo, su suministro de leche irá disminuyendo gradualmente. Si en determinado momento quiere aumentar o disminuir la cantidad de leche que usted produce, todo lo que tiene que hacer es ajustar el número y la duración de las sesiones de lactancia.

◆ **CALOSTRO: LA PRIMERA COMIDA DE SU BEBÉ**

Para cuando usted dé a luz, sus células productoras de leche ya habrán empezado a procesar el espeso, amarillento y altamente proteínico calostro que pondrá a su bebé por el camino de una buena salud. El calostro brinda todos los nutrientes y líquidos que su recién nacido necesita en los primeros días de vida, además de contener muchas substancias para protegerlo contra infecciones. Su color y espesura se deben al hecho de contener más factores de protección. (El calostro es más rico en proteína, levemente inferior en azúcar y significativamente inferior en grasas comparado con la leche materna más madura.) Su cuerpo producirá calostro durante varios días después del parto hasta que su leche se vuelva más cremosa o blanca en color y aumente en cantidad, momento que muchas madres conocen como "la bajada de la leche".

Su bebé nacerá con el instinto para mamar, aunque éste es más fuerte en algunos niños que en otros. Puesto que este instinto es más intenso inmediatamente después del parto, es aconsejable acercarlo al pecho durante el curso de su primera hora de vida fuera del vientre materno. Al mamar, no sólo estimulará a sus pechos para que produzcan más leche, estableciendo así un suministro confiable de leche, sino que le dará la señal a su útero de contraerse y disminuir la posibilidad de sangrado después del parto. Esta primera toma también le ayudará al bebé a aprender a mamar.

De hecho, la fase inicial de amamantamiento es un proceso de aprendizaje tanto para la madre como para el bebé. Algunos recién nacidos muestran poco interés inicial en mamar. Por fortuna, los recién nacidos no necesitan mucho líquido, y los pechos de la madre contienen sólo pequeñas cantidades del muy importante calostro. Puesto que los pechos aún no contienen grandes cantidades de leche, se mantienen suaves y flexibles después del parto, haciendo que sea más fácil para el bebé aprender a mamar de ellos. Es normal que un bebé pierda un poco de peso durante sus primeros días de vida. En estos días después del parto, el apetito del niño y su necesidad de líquidos aumentará. Aproximadamente entre dos y cinco días después del parto, la producción de calostro da paso a una *leche de transición* más alta en volumen.

◆ LECHE DE TRANSICIÓN

Tal vez haya oído a las madres que dan de lactar a sus hijos hablar sobre la "bajada" de la leche. Se refieren al inicio de la producción de la leche de transición, la leche materna cremosa que sigue al calostro y que se produce ya sea desde el segundo al quinto día después del parto, hasta diez a catorce días después del parto. Puesto que sus pechos suplirán una cantidad mucho más grande de leche de transición que de calostro, éstos aumentarán de tamaño y se pondrán más firmes durante esta etapa. Esta nueva sensación de llenura de los senos puede parecerle incómoda al comienzo y puede impedir que el bebé se agarre al pecho correctamente. Sin embargo con la práctica (y quizás la ayuda del pediatra de su hijo o de una especialista en lactancia), usted ayudará a su bebé a agarrarse bien del pecho. Una lactancia continua disminuirá la presión en sus senos.

A medida que su bebé se agarra al pecho y la lactancia materna se inicia de modo estable, podría notar una sensación de "hormigueo". Esta sensación le indica que el reflejo de eyección de la leche ha empezado, haciendo que la leche materna sea expulsada de las células productoras de leche hacia los conductos y cavidades para que su bebé pueda tomarla. El reflejo de eyección puede ser estimulado por la succión del bebé, al acercarse el momento de alimentarlo o simplemente al oír el llanto que indica que tiene hambre. Cuando esto ocurra, su leche fluirá con mayor abundancia y su bebé disfrutará de una toma satisfactoria. Lo escuchará tragar más a menudo. Es posible que note que su otro pecho gotea o chorrea durante la bajada de la leche.

La combinación de una demanda mucho mayor y de un aumento resultante en el suministro de leche, le pueden hacer sentir durante este período inicial que usted está amamantando al bebé constantemente. Durante el día, puede haber un intervalo de dos horas entre toma y toma y cada toma puede durar ya sea de diez minutos a casi una hora. Muy pronto, sin embargo, el patrón de lactancia se estabilizará y las tomas se volverán menos frecuentes. Con el tiempo, las tomas seguirán cambiando de frecuencia y duración según las necesidades de su bebé.

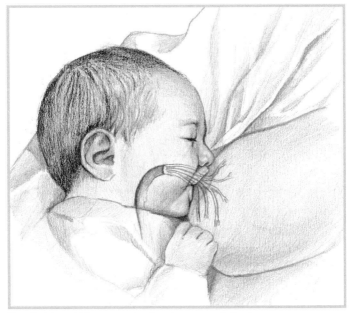

Este bebé está bien agarrado al pecho y comprimiendo las cavidades lácteas.

◆ LECHE MADURA

Casi todas las mujeres comienzan a producir leche madura hacia el final de la segunda semana después del parto. La leche madura se produce en volúmenes tan grandes como la leche de transición, pero es menos espesa y más aguada, incluso de color azulado. Hay quienes la describen como leche descremada. Sus pechos pueden verse un poco más suaves y pequeños de lo que estuvieron durante la etapa de la leche de transición, aunque seguirán siendo más grandes de lo que eran antes del embarazo. Estos cambios en sus senos y en su leche son normales, y están diseñados para brindarle al bebé justo lo que necesita para su nutrición, crecimiento y desarrollo.

Mucho después, cuando su bebé comience a probar otros líquidos y alimentos sólidos, las sesiones de lactancia disminuirán en frecuencia. Algunas mamás y bebés deciden continuar con la lactancia materna hasta el segundo año de vida del bebé o incluso hasta la edad pre-escolar. Para esta época, la contribución general de la lactancia ha disminuido proporcionalmente a la diversidad de bebidas y sólidos que consume el niño. Sin embargo, los beneficios emocionales e inmunológicos de la lactancia siguen estando presentes.

MÉTODOS DE LACTANCIA MATERNA: ¿CUÁLES SON MIS ALTERNATIVAS?

Cuando la mayoría de mujeres piensan en la lactancia materna, se imaginan a sí mismas amamantando al bebé en sus brazos. Ciertamente, ésta es la forma más común de lactancia materna, y, puesto que promueve un contacto físico y emocional entre madre e hijo, es una de las formas más plenas y satisfactorias. Sin embargo, si usted no está en capacidad de amamantar a su bebé directamente por razones médicas (la condición de prematuridad de su bebé o su propia enfermedad seria) o por razones prácticas (su ausencia temporal), existen métodos alternos de darle al bebé su leche materna. En el Capítulo 9, aprenderá a usar extractores de leche manuales o eléctricos para extraerse leche de sus senos y refrigerarla o congelarla para su uso posterior. La leche extraída de la madre puede dársele a cualquier bebé cuya madre haya salido a trabajar, asista a la universidad o escuela, esté de compras o esté ausente por otros motivos. Se le puede dar a un bebé prematuro con un gotero, una cuchara o un biberón, y a un bebé mayorcito en un biberón o taza. A medida que su bebé crece, su pareja puede darle la leche que usted se ha extraído y así compartir el proceso de alimentarlo o permitirle a usted una horita más de sueño. A lo largo de este libro, usted encontrará muchas formas de brindarle al bebé su leche materna, ya sea de una u otra forma.

El pequeño porcentaje de madres que no pueden usar su propia leche para alimentar a sus bebés, podrían tener la opción de obtener leche procesada y pasteurizada de otra madre, que ha sido donada a bancos lácteos de un modo muy similar a como se suele donar sangre. La leche materna donada no brinda una protección completa contra enfermedades ambientales, puesto que debe someterse a un proceso de calentamiento para destruir cualquier bacteria, virus u otras partículas infecciosas potencialmente peligrosas. Pero sí suministra algunos de los beneficios inmunológicos y muchos de los nutrientes que la leche de fórmula no suministra.

CUANDO SE NECESITA UNA AMIGA

Cristina, una madre primeriza, escuchó atentamente lo que su amiga Beatriz le comentaba acerca de los sorprendentes aspectos de la lactancia materna. Con la intención de estar más preparada, habló con miembros de un grupo de apoyo a la lactancia materna, y obtuvo el nombre de una especialista en lactancia antes de que naciera su bebé. Una vez que nació su hijo Tomás, los esfuerzos de Cristina se vieron recompensados al poder iniciar la relación de lactancia con su hijo con mayor aplomo. Cada vez que notaba un nuevo cambio del que se había enterado durante el embarazo —la aparición del calostro, la pesadez de los senos a medida que aumentaba el volumen de su leche— se felicitaba a sí misma por haber hecho tan bien su tarea.

Sin embargo, no faltaron las sorpresas. Cristina no había anticipado lo cansada que se sentiría al comienzo por amamantar a su hijo tan a menudo de día y de noche. Todas las nuevas madres, independientemente de si lactan o no a sus bebés, experimentan esta fatiga. Cristina pronto aprendió que el recurrir a Beatriz o a una de sus consejeras expertas, le ayudaba a llenar los vacíos de sus recientemente adquiridos conocimientos. —No hay nada como la experiencia —Beatriz le recordaba a Cristina. A medida que usted se entera sobre todos los aspectos de la lactancia materna, haga una lista de recursos disponibles para obtener la ayuda especializada o el apoyo en caso de que los necesite. Al igual que Cristina, es posible que descubra durante su vida como madre lactante que nada supera a la experiencia propia y al apoyo de personas expertas y de amigas.

CAPÍTULO 3

Preparándose para el bebé

"Descubrí que al hablar con otras mujeres que amamantaron con éxito a sus bebés, mi confianza crecía. Si ellas aprendieron a hacerlo, yo también lo lograría".

—Margarita, 23 años, mamá de Elisa

La cita de Sara no era sino hasta las dos de la tarde, pero estaba tan ansiosa de conocer al médico que podría ser el pediatra de su bebé, que llegó más temprano. Mientras miraba a otros padres jugar con sus hijos en la sala de espera, se preguntaba: *¿Cómo será tener un bebé? ¿Estaré tan contenta como estas personas parecen estarlo? ¿Será feliz mi bebé a mi lado?*

En el rincón donde jugaban los niños, una mujer cargó a su intranquilo hijo de un año para amamantarlo. Sara abrió una revista para padres y fingió leerla, pero no pudo resistir la tentación de darle una mirada ocasional a la madre lactante. *Ahí es donde tengo mis buenas dudas,* pensó. Al comienzo de su embarazo, Sara había leído sobre la importancia de la lactancia materna para la salud del bebé y había decidido que quería darle el pecho a su hijo. Había ido al consultorio del obstetra para que le hicieran un examen mamario y se había inscrito en un curso sobre lactancia materna. Ahora estaba entrevistando pediatras en busca de uno cuyos conceptos sobre lactancia materna, crianza y salud fueran compatibles con los suyos.

Aun así, Sara se sentía insegura sobre algunos detalles relativos a la lactancia materna, así como al parto y la crianza. *¿Cuándo sabe uno que el bebé ha comido suficiente?,* se preguntaba mientras miraba a la mamá que amamantaba, cuyo hijo se había quedado dormido en sus brazos. *¿Es correcto dejar que el bebé se quede dormido así?* Dio un suspiro. *Creo que voy a necesitar ayuda cuando nazca este bebé,* pensó justo cuando la recepcionista la llamaba. Se puso de pie, con pluma y libreta en mano. *Pues bien, al menos ya estoy averiguando dónde puedo encontrar esa ayuda.*

A pesar de estar tan preocupada por su capacidad de ser una madre lactante, Sara pronto descubriría que había hecho un excelente trabajo de preparación para lo que le esperaba después del parto. El visitar al obstetra para un examen mamario, asistir a clases de lactancia materna y establecer una red de apoyo para después del parto, son formas de garantizar que la lactancia materna funcione aun antes de que el bebé nazca. Si aborda con anticipación ciertos temas prácticos —como el seguro de salud, cuidado para el bebé y los planes de amamantar al bebé en el lugar de trabajo— también le será más fácil concentrarse en la criatura una vez que nazca. En este capítulo, usted encontrará diversos modos de prepararse para su bebé, informarse al máximo sobre el modo en que funciona la lactancia materna y reunir un "equipo de apoyo" óptimo que le ayude a resolver cualquier duda que se le presente más adelante. Entre más prepare el terreno ahora, más se beneficiarán usted y el bebé.

¿PODRÉ AMAMANTAR A MI BEBÉ? PREPARANDO SU CUERPO PARA LA LACTANCIA

La lactancia materna es un proceso natural que no requiere de preparación física en la mayoría de los casos. Sin embargo, usted debe comentar sus planes al respecto con su obstetra/ginecólogo y pedirle que le haga un examen mamario al inicio del embarazo y luego durante el tercer trimestre. Cuéntele si tuvo algún problema con la lactancia y el destete de sus hijos anteriores, o si ha sido sometida a una biopsia del seno o cirugía para aumentar o reducir el tamaño de los senos. Asimismo, no deje de informarle sobre cualquier problema médico o enfermedad crónica que tenga. Lo más probable es que le diga que no anticipa ninguna dificultad en su habilidad para producir suficiente leche para su bebé, incluso si ha experimentado una o más de las situaciones antes descritas. (Véase en el Capítulo 5 más información sobre los efectos de la cirugía de los senos en la lactancia.) Sin embargo, si ha tenido problemas antes o si la condición de sus senos sugiere retos especiales en un futuro cercano, el estar consciente de estas posibles trabas puede hacer una gran diferencia en su habilidad para lactar al bebé exitosamente.

Como comentamos en el Capítulo 2, el tener senos pequeños no predice un suministro insuficiente de leche materna, pero aquellas mujeres cuyos senos no se agrandan aunque sea un poco durante el embarazo (independientemente de cuál fuera su tamaño antes del embarazo), podrían tener dificultad para producir suficiente leche. Aunque esto no le ocurre a todas las mujeres cuyos senos permanecen relativamente idénticos durante el embarazo, es una señal de "precaución" que el obstetra podría percibir y anotar en su expediente prenatal, así como informar a su pediatra, especialista en lactancia y demás personal médico. Esto les permitirá estar pendientes de cuánta leche materna consume su bebé para garantizar que obtiene una adecuada alimentación.

Su obstetra también debe percibir cualquier otra variación en el tamaño o forma de sus senos. Los senos grandes pueden hacer un tanto difícil sostener al bebé en la posición correcta para amamantarlo, o impedirle al bebé agarrarse al pecho. Los senos de tamaño marcadamente desigual pueden hacer que haya un suministro normal de leche en uno pero escasa producción de leche en el otro. Los senos tubulares o alargados a veces contienen un número insuficiente de glándulas mamarias, en cuyo caso la lactancia materna debe ser supervisada muy de cerca para cerciorarse de que la madre está produciendo suficiente leche. Una vez más, hacemos énfasis en que si usted tiene una de estas características no significa que vaya a ser incapaz de amamantar al bebé exitosamente. Tan sólo es un indicativo de que sus profesionales de salud deben estar atentos cuando usted empiece a lactar a su bebé, para garantizar que todo marche sin contratiempos y ofrecerle soluciones a cualquier problema que se le presente.

◆ PEZONES INVERTIDOS O PLANOS

Una característica de los senos que sin duda debe ser comentada con su obstetra y pediatra son los pezones invertidos o planos. Los pezones invertidos se retraen hacia adentro del seno en lugar de sobresalir cuando se aprieta la areola suavemente. Los pezones planos ni se retraen ni sobresalen, sino que permanecen más o menos planos. Cuando no se compriman, algunos senos invertidos parecen normales. Otros tienen un pequeño hoyuelo o una evidente hendidura todo el tiempo. Usted misma puede poner "a prueba" sus pezones apretando la areola

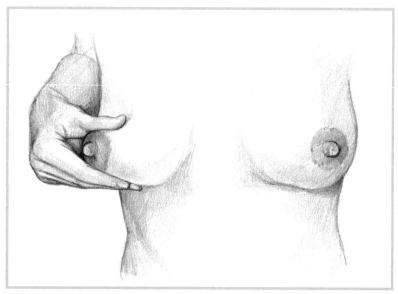

Un pezón normalmente protuberante —o erguido— sobresale
aún más al apretar la areola entre dos dedos.

suavemente con los dedos a una o dos pulgadas detrás del pezón. Si sus
pezones se retraen hacia adentro o permanecen planos, coméntelo con
su obstetra o pediatra.

Los pezones invertidos, y en menor grado los pezones planos, pueden
ocasionar problemas durante la lactancia materna al hacer que sea más
difícil para el bebé agarrarse apropiadamente al pecho. En algunos casos,
los pezones invertidos pueden, de hecho, impedir el flujo de leche.
También son más propensos a lesiones en la superficie del pezón. Por
fortuna, los pezones invertidos y planos empiezan a proyectarse hacia
afuera hasta un grado suficiente o normal durante el embarazo, de tal
modo que para cuando el bebé nace, la lactancia se da sin problemas. De
no ser así, esta característica no debe ser un obstáculo para que la mayoría
de las mujeres amamanten a sus hijos debidamente. En el Capítulo 4
figuran algunas soluciones a este problema relativamente común.

Algunos métodos que se solían usar para corregir los pezones
invertidos durante el embarazo, en realidad pueden reducir el éxito de la
lactancia materna y ya no se recomiendan habitualmente. Entre éstos
figuran el uso de pezoneras o copas de plástico con un agujero en el

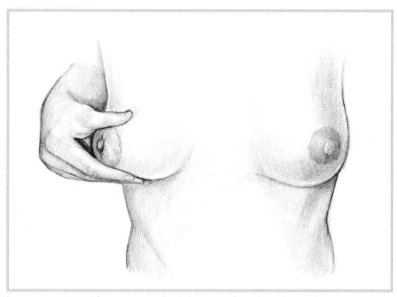

Los pezones invertidos se retraen hacia la mama al presionar la areola.

centro, las cuales se colocan presionando los senos y dejando los pezones por fuera. (Las pezoneras pueden ser útiles después del parto, aunque sus beneficios no han sido probados mediante estudios. Véase el Capítulo 4.) Los ejercicios manuales o masajes de pezón para estimular a los pezones a que se proyecten hacia afuera, son ineficaces. Los expertos coinciden ahora en que lo mejor es esperar hasta después del parto para abordar el problema de los pezones invertidos, pero sin lugar a dudas su equipo de apoyo debe estar al tanto de esta situación.

◆ CAMBIOS EN SUS SENOS

Tal como se comentó en el capítulo anterior, a medida que su embarazo avanza y que su cuerpo se prepara para la lactancia, se producirán cambios físicos en sus pechos. Se volverán más grandes y es posible que empiecen a segregar calostro. Estas pequeñas secreciones pueden dejar manchas amarillas en su ropa. En pocos casos, las manchas pueden ser de color rojizo o café. Esto significa que el calostro contiene un poco de sangre —lo que a su vez es un resultado normal del desarrollo de sus pechos— pero no deje de mencionarlo a su obstetra.

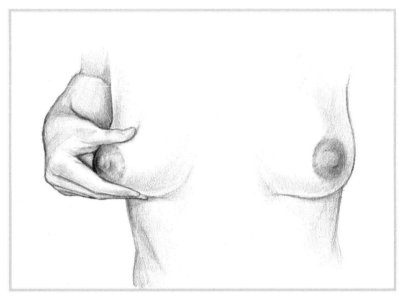

Los pezones planos ni se retraen ni sobresalen, sino que permanecen más o menos planos.

Pezones con perforaciones

En la mayoría de los casos, los pezones que se han perforado para ponerse aros o botones no interfieren con la lactancia, aunque estos adornos deben retirarse del pecho antes de amamantar al bebé para evitar que se atragante. Si la perforación se infecta al hacerse el procedimiento o posteriormente, informe a su médico. Dicha infección, así como cualquier cicatriz que quede, puede dificultar la lactancia. Es posible que mientras amamanta al bebé, le gotee un poco de leche a través de la perforación. Esto por lo común no representa ningún problema, pero si tiene alguna duda, pida a su pediatra o especialista en lactancia que se fije si su bebé está amamantando correctamente.

Muchas mujeres experimentan más sensibilidad o hasta dolor en los pezones. Esto también es parte normal del embarazo, aunque a veces puede acentuarse por el clima seco o por el roce áspero de la ropa contra la piel. Aunque los expertos solían recomendar a las madres embarazadas que usaran cremas, ungüentos, ejercicios para "fortalecer los pezones" y otras técnicas para reducir la sensibilidad de los pezones y prepararlos para la lactancia, ahora se cree que la naturaleza ofrece la mejor preparación. De hecho, su cuerpo segrega un lubricante y una sustancia limpiadora a través de pequeñas áreas elevadas de la areola llamadas glándulas de Montgomery. Por lo común, esto es suficiente para prevenir la indebida resequedad. Si nota que sus pezones siguen estando extremadamente sensibles, secos y escamosos a medida que se aproxima el parto, trate de mantenerlos al descubierto por una hora o más al día. Si esto no funciona, úntese una pequeña cantidad de lanolina medicinal, en cuya etiqueta diga que ha sido purificada (de venta en la mayoría de farmacias o por intermedio de una especialista en lactancia.)

◆ **MEDICINAS**

Al momento de su examen mamario o tan pronto como sea posible una vez que sepa que está embarazada, dígale a su obstetra qué medicinas está tomando en ese momento o que va a tomar después del parto. Su obstetra estará en capacidad de decirle si dicha medicina es segura y podría ofrecerle un substituto en caso de que no lo fuera. Si le dicen que no puede amamantar al bebé mientras toma esa droga, obtenga una segunda opinión. (Muchos profesionales no están muy bien enterados sobre el tema de las drogas durante la lactancia materna y prefieren ser precavidos.) Es importante aclarar cualquier confusión mucho antes de su fecha prevista de parto, puesto que el personal del hospital podría sentirse intranquilo de que usted amamante al bebé si no conoce bien el uso de la medicina que usted tomará durante la lactancia.

¿QUÉ MÁS NECESITO SABER?
REUNIENDO DATOS SOBRE LA LACTANCIA

—Cuando estaba embarazada, exploré los hechos de la crianza del bebé como un reportero explora los hechos de una noticia —dice Rosario, mamá de Adriana—. Investigué todo lo posible con anticipación, porque sabía que cuando mi hija naciera, quería dedicarme a ella. Cuando empecé a amamantar a Adriana, me asaltaron nuevas dudas que no resolví durante el embarazo. Pero por lo menos empecé con una buena base de conocimientos y una lista de buenos profesionales que podían ayudarme.

¿Podré amamantarlo también?

PREPARÁNDOSE PARA SU BEBÉ ADOPTIVO

Si en el futuro cercano planea adoptar un bebé recién nacido o mayorcito, quizás sepa que ha habido madres adoptivas que han amamantado a sus hijos y se preguntará si usted también podrá hacerlo.

En el Capítulo 5 encontrará información más detallada sobre la lactancia de bebés adoptivos. Mientras tanto, si está contemplando la idea de hacerlo, hable con su doctor o pediatra, así como con una especialista en lactancia o con una representante local de la Liga de La Leche. Ellos la podrán ayudar a evaluar su situación específica y las necesidades futuras de su bebé, instruirla sobre cómo estimular la producción de leche, darle al bebé biberones suplementarios con leche materna donada o leche de fórmula, e incluso ponerla en contacto con otras madres adoptivas que han amamantado a sus hijos exitosamente. Puesto que la lactancia inducida funciona mejor con un recién nacido o un bebé pequeño, es mejor investigar este tema pronto. Lo ideal sería que usted empezara a inducir la lactancia dos semanas a un mes antes de la llegada de su bebé.

Usted y su pareja se beneficiarán mucho si antes de que nazca el bebé dedican algún tiempo a enterarse de los diversos aspectos sobre la lactancia materna. Libros como éste pueden resolver muchas de sus dudas. (Y si lo lee hasta el final sabrá dónde encontrar información específica una vez nazca su bebé.) Sin embargo, es un hecho que en el campo de la lactancia materna, nada supera a la guía personal de una experta. En lo posible, recomendamos tomar un curso sobre lactancia materna de varias sesiones.

Su obstetra o pediatra podrían referirla a un buen curso sobre lactancia materna en su localidad. Los hospitales suelen dictar tales cursos e incluso a veces ofrecen consultas privadas con una especialista en lactancia. Otra opción es asistir a las reuniones de La Liga Internacional de La Leche, una organización sin fines de lucro que tiene capítulos en casi todas las ciudades de los Estados Unidos. La Liga de La Leche, fundada en la década de 1950 por un grupo de madres residentes en Chicago que percibieron la necesidad del apoyo madre a madre durante la lactancia, brinda a las madres que lactan ayuda individual a través de reuniones, consejería en persona o por teléfono, publicaciones informativas, información a través de la Internet e incluso equipo especial en caso necesario. Muchas parejas han expresado con entusiasmo que todas las consejeras de la Liga de La Leche —incluyendo aquellas que dirigen las reuniones instructivas— son madres experimentadas que han amamantado a sus hijos. Entienden a fondo lo que las nuevas madres están experimentando y además son conocedoras de otros temas relativos a la crianza del bebé. El asistir a estas reuniones antes de dar a luz, le ayudará a familiarizarse sobre otros servicios que ofrece su grupo local y decidir si éstos se ajustan a su filosofía y estilo personales. (Véase el contenido de "Fuentes de información sobre lactancia materna".)

Las iniciativas gubernamentales, como el programa WIC (siglas en inglés del Programa Especial de Suplemento Nutricional para Mujeres, Bebés y Niños) también ofrece cursos y consejería sobre lactancia materna. Este programa, operado por el Departamento de Agricultura de EE.UU. conjuntamente con departamentos de salud estatales y locales, también ofrece otros servicios —incluyendo educación prenatal persona a persona sobre lactancia materna, información sobre nutrición, referencias a servicios de salud, seguimiento y consejería postparto, programas de apoyo entre madres y suministro de alimentos adicionales— a familias cuyos ingresos estén por debajo de cierto nivel. El ingreso máximo aceptable cambia de un año a otro, pero no es tan bajo como se cree. Alrededor de un 60 por ciento de los bebés nacidos en 1998 fueron elegibles para recibir servicios del programa WIC, y casi tres cuartas partes lo hicieron. Para averiguar si usted califica, llame al departamento estatal de salud que aparece en el directorio telefónico de su localidad, o vea "Fuentes de información sobre lactancia materna".

El asistir a clases de lactancia materna tiene tanta o más lógica que tomar parte en un curso convencional de preparación para el parto, puesto que usted pasará más tiempo amamantando al bebé que dando a luz. La instrucción sobre lactancia materna es aún más importante ahora que la estadía en el hospital luego del parto puede limitarse a tan sólo 24 horas. Si asiste a una clase y se preparara de otros modos, usted puede tener la certeza de que estará bastante preparada con tiempo, *antes* de llegar al hospital. No olvide pedirle a cualquier otra persona que vaya a ayudarla durante la lactancia que asista también a estas clases, para aprender a brindarle el mejor apoyo posible a usted y a su bebé y explorar el papel como asistente de la madre que va a amamantar.

Lo que un curso no puede cubrir

Los cursos sobre lactancia materna cubren una amplia gama de situaciones que los nuevos padres experimentan, pero si sus circunstancias particulares requieren de ayuda adicional, es posible que deba buscar nuevas vías de apoyo. Los padres que esperan la llegada de mellizos o más bebés, por ejemplo, deben comunicarse con el capítulo local de la Organización Nacional de Madres de Mellizos (véase "Fuentes de información sobre lactancia materna") para obtener consejo sobre cómo amamantar a más de un bebé, que equipo especial (si es el caso) podría necesitar y qué tipo de ayuda adicional debe garantizar antes de su regreso a casa luego del parto. Puesto que hay una mayor probabilidad de que sus hijos nazcan prematuramente, también debe averiguar cómo suministrar a sus bebés leche materna si no es posible amamantarlos al comienzo. (Véase el Capítulo 5.) Si sabe que su bebé nacerá con un defecto de nacimiento, tal como paladar hendido, defecto cardíaco u otro problema médico que afecte su habilidad para mamar, dedique algún tiempo ahora a investigar la afección de su hijo y a ponerse en contacto con los grupos de apoyo apropiados (véase "Fuentes de información sobre lactancia materna".)

Si usted padece de algún problema médico como depresión crónica, trastorno de ansiedad, hepatitis, tuberculosis o cualquier enfermedad infecciosa que le pueda impedir amamantar a su bebé, hable del asunto lo más pronto posible con su pediatra, obstetra y el médico que está tratando su enfermedad. La mayoría de las afecciones médicas son compatibles con la lactancia materna, pero es mejor que lo verifique.

Todos los padres que saben que se enfrentarán a una situación especial con relación a la lactancia materna, deben comentar el tema con su obstetra y con el pediatra del niño antes del parto. Su médico podrá referirla a una especialista en lactancia (o quizás hay una disponible en el hospital donde va a dar a luz) quien podrá indicarle cómo puede lactar a su bebé efectivamente. Su contacto de la Liga de La leche también puede brindarle consejo, apoyo y referencias muy valiosas en todas estas áreas y, en la mayoría de los casos, puede ponerla en contacto con otras madres que han lactado a sus hijos exitosamente bajo circunstancias similares.

¿A QUIÉN PODRÉ RECURRIR SI NECESITO AYUDA? CREANDO UNA RED DE APOYO POSTPARTO

En las sociedades tradicionales, las nuevas madres siempre han recurrido a otras mujeres experimentadas para que les ayuden a resolver las dudas más comunes sobre la lactancia materna. Actualmente, en los Estados Unidos también contamos con la asesoría de expertos muy bien informados como pediatras, enfermeras de hospitales, especialistas en lactancia y voluntarias de la Liga de La Leche. Puesto que la lactancia materna es una destreza que se aprende —no un proceso instintivo— la ayuda resulta muy útil. Si usted tiene problemas para establecer un patrón de lactancia después del parto, tal consejo será indispensable.

◆ EL HOSPITAL ADECUADO

Para garantizar que la lactancia de su bebé tenga un buen comienzo, elija un lugar para dar a luz que sea "afín" con la lactancia materna, es decir un sitio en que las madres sean estimuladas a permanecer todo el tiempo con sus recién nacidos (en el mismo cuarto) y en que no se les ofrezcan a los bebés chupetes ni biberones suplementarios que interfieran con su habilidad para amamantar. En años recientes muchos hospitales se han vuelto más activos en esta área a medida que hay más madres que quieren darle el pecho a sus bebés, pero no olvide verificarlo.

Haga un recorrido de los hospitales que tiene a su disposición y pregunte a su guía cuál es la política del hospital en cuanto a maternidad. ¿Estimula el hospital de modo oficial la lactancia según lo demande el bebé y está todo el personal de salud bien instruido para implementar y respaldar esta política? ¿Se mantienen a las madres y bebés juntos inmediatamente después del parto y se les ayuda a iniciar la lactancia durante el transcurso de la primera hora? ¿Se dan biberones suplementarios sólo por razones médicas o si la madre lo ha solicitado? ¿Se le permite al bebé estar en la misma habitación de la madre todo el tiempo? Pregunte si el hospital o el centro de maternidad cuenta con una o más especialistas en lactancia y si el personal regular de enfermería respalda la lactancia materna y dedica algún tiempo a ayudar a las nuevas madres a aprender a darles el pecho a sus bebés. Por último, averigüe si habitualmente refieren a las nuevas madres a grupos locales de apoyo para la lactancia y otras fuentes de ayuda postparto. Algunos hospitales y centros de maternidad en los Estados Unidos tienen una lista oficial de "Hospitales Amigos del Niño" (Baby Friendly Hospitals), lo que significa que el hospital sigue un proceso de diez pasos específicos para el entrenamiento, educación y apoyo dirigido a brindarles a las madres y bebés lactantes el mejor comienzo posible en este sentido. (El programa "Iniciativa de Hospitales Amigos del Niño", diseñado a nivel internacional por la UNICEF, la Organización Mundial de la Salud y otras organizaciones como Wellstart International, está administrado en los Estados Unidos por la entidad Baby Friendly USA.)

La elección de un hospital o centro de maternidad puede verse limitada por la localización geográfica, tipo de seguro de salud que usted tenga y afiliaciones entre su médico y el hospital. El inspeccionar hospitales grandes a veces resulta intimidante. Tenga en cuenta, sin embargo, que el parto es un mercado competitivo en este país y que a los hospitales les interesa tener clientes. Elija una instalación que la ayude a iniciar su vida junto a su bebé del modo que usted cree es el mejor.

◆ EL PEDIATRA ADECUADO

Otra fuente invaluable de apoyo a la lactancia durante el período inmediatamente siguiente al parto, es el pediatra de su hijo. Puesto que este profesional médico podría tener que tomar decisiones sobre la alimentación del bebé inmediatamente después del parto —con su participación o sin su participación dependiendo de su estado médico— es importante elegir con anticipación a la persona más apropiada y comunicarle sus planes en cuanto a la lactancia del bebé.

El mejor modo de hacer una "lista" de posibles pediatras, es solicitar recomendaciones de amigas que tengan bebés o niños pequeños, de su obstetra, del hospital o centro de maternidad en el que vaya a dar a luz y de las voluntarias de la Liga de La Leche. Cuando haya reunido varios nombres, entreviste a cada candidato, seleccione uno que le inspire confianza y con el que sienta cierta afinidad personal. Cerciórese de que el pediatra sea conocedor y partidario de las prácticas de lactancia materna, consciente de cualquier problema que usted haya descubierto y deseoso de apoyar sus esfuerzos de darle el pecho al bebé desde el principio. Podría hacerle al pediatra las siguientes preguntas, pero procure adaptar la lista a sus propias necesidades.

- ¿Qué porcentaje de los bebés que usted atiende son amamantados?
- ¿Qué tan pronto después del parto recomienda que una madre comience a darle el pecho a su bebé?
- ¿Qué opina sobre el hecho de que el bebé permanezca en la misma habitación de la madre durante toda su estadía en el hospital?
- ¿Hasta cuándo recomienda la lactancia como única fuente de alimentación?
- ¿Hasta cuándo amamantan a sus bebés en promedio las madres que usted atiende en su consulta?
- ¿Cómo podré saber si mi bebé lactante está tomando suficiente leche y creciendo apropiadamente?
- ¿Hay una edad en la que usted recomiende el destete?
- ¿Cuál es su punto de vista sobre lo que deben hacer las madres de bebés que regresan a trabajar?

No dude en pedir tiempo simplemente para charlar. Los pediatras entienden que es importante para los padres encontrar un proveedor de salud apropiado para el niño. En muy pocos casos hay una correspondencia perfecta paciente-médico, pero usted debe tener cierta afinidad con el pediatra de su hijo. Es posible que se decida por un médico de familia para que atienda a su bebé, en cuyo caso es recomendable el mismo proceso de selección.

◆ MÁS FUENTES DE APOYO A LA LACTANCIA

Antes de tener al bebé, usted también puede buscar el apoyo de profesionales entrenadas específicamente en prácticas de lactancia materna. Estas consejeras —consultoras voluntarias en lactancia materna, enfermeras infantiles, monitrices o "doulas" (mujeres que cuidan de la madre durante el parto, el nacimiento y el postparto para que la madre pueda dedicarse al bebé), y especialistas en lactancia—

pueden ser recomendadas por su obstetra, puestas a su disposición por su hospital o centro de alumbramiento o hasta sugeridas por otras madres que se han beneficiado de sus servicios.

Las especialistas en lactancia tienen diversas procedencias. Muchas son enfermeras con experiencia en el cuidado materno-infantil. Otras están certificadas por la Junta Internacional de Consultoras en Lactancia (IBCLC, por sus siglas en inglés), lo que significa que han completado un curso especial, han tenido horas de práctica clínica y han pasado un examen reglamentario que cubre alimentación infantil, anatomía del seno, producción de leche, manejo de complicaciones en la lactancia y etapas del desarrollo infantil. A diferencia de una enfermera o de un médico, la designación de consultora certificada, por sí sola, no significa que tenga licencia estatal para ejercer en calidad de profesional de la salud, pero sí puede tener una gran experiencia en trabajar con madres lactantes. Es una buena idea entrevistar a una posible especialista en lactancia antes de dar a luz para tratar con ella asuntos como su entrenamiento, cantidad de madres lactantes que ha asesorado, tarifas, referencias y posibilidad y frecuencia de visitas en su casa u oficina después del parto. También puede indagar quién podría relevarla en caso de que no estuviera disponible.

◆ APOYO FAMILIAR

Idealmente, para cuando llegue la fecha prevista de su parto usted habrá contactado a un pediatra, miembros de la Liga de La Leche local, y/o un funcionario del programa WIC, quizás con una monitriz o "doula", una enfermera infantil o una especialista en lactancia. Ahora también es el momento de hablar con los familiares y amigos de quienes espera apoyo en esta nueva aventura. Hable con el padre de su bebé sobre cómo arreglarán las cosas para que usted pueda concentrarse en su bebé durante las primeras y vitales semanas de lactancia (Véase el Capítulo 11 para obtener ideas al respecto.) Si tiene hijos mayores, hable con ellos abiertamente sobre su intención de amamantar al bebé y qué pueden hacer ellos para ayudarla. (En el Capítulo 6 se da más información sobre los hermanos mayores.) Acepte la ayuda de otros familiares, siempre y cuando éstos entiendan y apoyen su determinación de darle el pecho a su hijo. A veces, y con buena intención, los amigos y seres queridos creen que la están ayudando al ofrecerse a darle un biberón al bebé o ignorar las demandas del bebé de ser alimentado para "dejarla descansar un poco". Pero usted no necesita que nadie, ni siquiera una persona muy cercana, la haga desistir de sus esfuerzos por hacer que la lactancia del bebé tenga un buen comienzo. Si siente que esto puede pasar, asígnele a su ayudante otros quehaceres (lavar los platos, lavar la ropa, cambiarle el pañal al bebé o jugar con él) para que así usted pueda descansar, o pídale que la visite un par de meses luego del parto, cuando su rutina de lactancia ya esté establecida.

¿ESTÁ EL PAPELEO LISTO?

Durante su embarazo, es importante encargarse de cualquier asunto práctico relativo a la lactancia del futuro bebé. Antes de iniciar su licencia de maternidad, por ejemplo, es recomendable que hable con su jefe para determinar cómo podrá darle de lactar al bebé cuando regrese al trabajo. En el Capítulo 10, encontrará información sobre cómo garantizar que tenga un espacio privado y pausas regulares en su trabajo para extraerse leche materna. También aprenderá a almacenar la leche para que la persona que cuida a su hijo pueda dársela en un biberón o una taza. Si revisa esta información antes del parto, podrá hacer un plan que se ajuste mejor a su situación laboral y doméstica. Es mejor que el acuerdo con su empleador quede por escrito antes de iniciar su licencia, de tal modo que, usted se sienta más confiada a su regreso al trabajo y su empleador esté seguro de su intención de regresar luego de su licencia.

Al pensar en su regreso al trabajo, también es bueno que contemple si la niñera del bebé o la guardería donde lo dejará seguirán las prácticas e instrucciones que usted establezca para alimentar al bebé. (Este asunto se tratará más a fondo en el Capítulo 9.) Si actualmente está en el proceso de elegir a una niñera o una guardería, debe comentar sus planes de lactar al bebé durante la entrevista o conversación. Por ejemplo, las personas que cuiden de su bebé deben sentirse bien con la idea de darle al bebé biberones con su leche materna, y deben acordar que seguirán sus instrucciones en cuanto a biberones suplementarios, en qué momento empezar a darle al bebé alimentos sólidos y otras cosas por el estilo. Traiga a colación estos asuntos *durante sus primeras charlas* con la persona o guardería que cuidará de su bebé, en lugar de esperar hasta las semanas o días previos a su regreso al trabajo.

Puesto que tal vez necesite los servicios de una especialista en lactancia o alquilar un extractor de leche u otro equipo de lactancia después de que su bebé nazca, revise ahora su póliza de seguro médico o acuerdo específico de HMO (administradoras de seguro de salud) para ver si cubre tales servicios. Si estos costos no son reembolsados, piense en la posibilidad de hacer ahorros para tal fin o hablar con el administrador de su plan de salud para que dichos servicios sean cubiertos. Muchas compañías de seguros estan conscientes ahora de los muchos beneficios de salud así como de la disminución en costos médicos asociados con la lactancia materna, y están interesadas en invertir en servicios de apoyo a la lactancia materna. Cerciórese de haber identificado cualquier servicio comunitario que le pueda brindar apoyo durante la lactancia en caso necesario.

Un último trámite pendiente se relaciona con sus planes de amamantar al bebé (como única fuente de alimentación) mientras estén en el hospital. Aunque la mayoría de las pólizas hospitalarias han hecho avances en este sentido, pida a su obstetra que incluya instrucciones específicas en su plan de parto relativas a su deseo de evitar que le den a su bebé biberones suplementarios, así como tenerlo con usted en su habitación todo el tiempo. Varios estudios han demostrado que los recién nacidos se ajustan más fácilmente a la lactancia cuando no se les dan alternativas como leche de fórmula, agua o incluso chupones. Asimismo, informe a su esposo, pareja o cualquier otra persona que la apoye durante el parto, sobre su deseo de amamantar al bebé al poco rato de que nazca, y recuerde esto a su obstetra y enfermeras obstétricas de ser posible en las primeras etapas del trabajo de parto.

¿QUÉ NECESITO PARA AMAMANTAR AL BEBÉ? AYUDAS OPCIONALES PARA FACILITAR LA LACTANCIA

Durante gran parte de la historia de la humanidad, las madres han amamantado exitosamente a sus hijos sin la ayuda de almohadas de lactancia, almohadillas de lactancia o incluso sillas mecedoras. Nuestro cuerpo y el cuerpo de nuestros hijos están bien diseñados para hacer que la lactancia sea un proceso sencillo y gratificante. Sin embargo, algunos utensilios pueden facilitarle la vida a la madre lactante, siempre y cuando el presupuesto lo permita. (Los equipos de lactancia también son un magnífico regalo para el nuevo bebé.)

Un sostén de lactancia bien hecho y que brinde un soporte cómodo a sus pechos agrandados, puede ser muy útil. Es difícil anticipar qué talla de sostén de lactancia necesitará usted, pero haga un cálculo y compre al menos uno o dos de estos sostenes mientras aún esté embarazada para llevar al hospital. Después del parto, podrá medirse uno, teniendo en cuenta que no debe quedarle apretado. Los sostenes de lactancia tienen solapas frontales que pueden abrirse con una mano (mientras con la otra sostiene al bebé). Las prendas de vestir diseñadas para la lactancia tienen aberturas para el bebé y es una idea práctica para aquellas mamás a las que les importa mucho ser discretas al amamantar en público. Tanto los sostenes como las prendas de lactancia se venden en tiendas de maternidad, catálogos de ropa materno-infantiles y muchas tiendas por departamentos. Por supuesto, las camisetas que se pueden levantar con facilidad y las blusas que se desabotonan desde abajo, también funcionan muy bien.

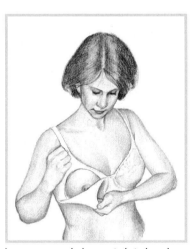

Los sostenes de lactancia brindan el soporte apropiado y tienen solapas delanteras que pueden desprenderse con una mano.

Las almohadillas de lactancia desechables o lavables, que se pueden colocar adentro del sostén de lactancia para absorber la leche que gotea entre una y otra toma, son útiles para aquellas mujeres cuyos pechos gotean mucho o si por cualquier circunstancia deben alejarse del bebé durante las horas regulares de lactancia. Evite las almohadillas con forros de plástico que impiden el flujo de aire alrededor de los pezones y que retienen la humedad, puesto que podrían irritarle los pezones. Las almohadillas de lactancia se pueden adquirir en la mayoría de las farmacias y supermercados, aunque un trozo de tela absorbente doblado por la mitad es igualmente efectivo para dicho propósito.

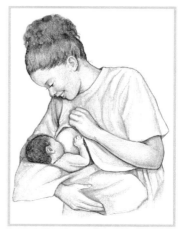

Las camisas que pueden levantarse con una mano facilitan el proceso de lactancia.

Aunque el equipo para ayudarle a sostener, arrullar y calmar al bebé no es indispensable para una lactancia efectiva, puede ser una buena adición al cuarto del bebé. Para algunas mamás, una almohada de lactancia hecha a la medida y diseñada para colocar y sostener al bebé apropiadamente durante una toma completa sin que se cansen los brazos, resulta más efectiva que tratar de acomodar almohadas o cojines corrientes. (Las almohadas de lactancia vienen en varias formas y tamaños, así que sería bueno que las ensayara antes de elegir una que se ajuste a usted.) Un taburete eleva el nivel de su regazo, acercando a su bebé a sus pechos. También le ayuda a tener la espalda recta, lo que puede hacerla sentirse más cómoda. A algunas mamás primerizas les gusta tener en la habitación del bebé una silla mecedora, en anticipación a aquellos preciosos momentos en que la sesión de lactancia se entremezcla con el sueño.

Otras piezas opcionales incluyen una mochila porta-bebé que le permite tener las manos libres al tiempo que su bebé está lo suficientemente cerca como para amamantarlo, y un moisés para tener a su infante junto a su cama. Estos artículos se consiguen en la mayoría de las tiendas y catálogos que venden equipos para bebé. Recuerde, sin embargo, que el equipo y los muebles especiales son cosas "extra". Todo lo que necesita para amamantar efectivamente, son sus pechos y un bebé hambriento.

EL GRAN DÍA

¿Por qué tantos bebés deciden llegar al mundo en la madrugada? Durante el trayecto al hospital, Sara no le quitaba los ojos al horizonte rosa donde pronto aparecería el sol, mientras que su esposo, Roberto, conducía el carro. Pronto llegaron a la entrada del hospital, literalmente al umbral de su nueva vida como padres. *Mañana, a esta hora, tendré a mi bebé en brazos,* pensó Sara mientras su esposo la conducía al mostrador de admisiones. Por fortuna, se había preparado para este momento y para los muchos días y meses subsiguientes. Había asistido a una clase de lactancia materna, sabía a quién llamar si tenía alguna duda y era consciente de que su hospital respaldaba el hecho de que una monitriz o "doula" estuviera presente durante el trabajo de parto y el parto para brindarle apoyo constante. Su mejor amiga de sus años universitarios, una mamá experimentada en lactancia, le había prometido ayudarla por una semana más o menos. Además, Sara sabía que la excelente pediatra que había encontrado le brindaría a su bebé una magnífica atención. Todo estaba en su lugar, y eso era tranquilizador, puesto que el bebé estaba dando signos de que estaba listo para hacerse presente *ya mismo.*

Éste es el momento para que usted también prepare el mejor ambiente posible para la llegada de su bebé. La lactancia materna es un proceso natural, pero comenzará más fácilmente si cuenta con la ayuda de profesionales, parientes y amigos. Para muchas nuevas mamás, las primeras semanas luego del parto pasan como una ráfaga de emoción. Emplee el tiempo que tiene ahora para darle una mano a su futuro como madre lactante.

El momento de empacar

QUÉ LLEVAR AL HOSPITAL

Aunque la estadía promedio en el hospital para la nueva mamá y su bebé se ha reducido significativamente durante los últimos años, sigue siendo difícil anticipar si estará fuera de casa por un día o por una semana. Así que es recomendable empacar algunos elementos de lactancia junto con sus artículos de tocador, así como una lista de amigos y parientes a quienes poder llamar.

Los sostenes de lactancia que compró durante el embarazo son, sin lugar a dudas, parte de los artículos que debe empacar en su maleta. Aunque es posible que no los use durante su permanencia en el hospital, puede probárselos después del parto o ensayar a desprender la solapa delantera con una mano antes de empezar a amamantar al bebé. Una bata de dormir con ranuras en los pechos para darle el pecho al bebé de modo más fácil y discreto, también resulta útil, sobre todo si va a recibir visitas aparte de su familia inmediata. Sin embargo, con la práctica podrá amamantar al bebé de un modo bastante discreto aún sin tener ropas de lactancia. Algunas mujeres empacan almohadillas de lactancia, aunque es raro que éstas se necesiten en los primeros días ya que la cantidad de calostro o de leche que se produce es muy pequeña y los pechos no suelen gotear. Las almohadas de lactancia para darle apoyo al bebé mientras lo amamanta y la lanolina medicada para aliviar los pezones adoloridos tal vez no sean necesarios en una etapa tan temprana del proceso, pero si se siente más tranquila de tenerlos a la mano, no dude en llevarlos. Y no olvide empacar también este libro. A las dos de la mañana, cuando su pareja esté dormida y la especialista en lactancia no esté disponible, es posible que encuentre aquí respuestas a sus preguntas más urgentes.

CAPÍTULO 4

Las primeras tomas

"Sabía que la lactancia materna era lo mejor para mi hijo como parte de la transición natural del embarazo a la crianza. Lo más importante de todo: era algo que sólo yo podía darle a mi bebé. Cualquiera podía darle un biberón, pero sólo yo podía darle de lactar".

—Elena, 40 años, mamá de Franco

"¡Es un niño!" A pesar de estar tan cansada después de doce horas de trabajo de parto, las palabras del obstetra llenaron a Teresa de euforia. *¡Mi bebé ya nació!* se dijo así misma casi sin poder creerlo, mientras que le colocaban a su recién nacido sobre el vientre. Teresa, madre soltera, había traído a su mejor amiga, Linda, para que le sirviera como acompañante durante el parto. Linda se quitó de en medio mientras la enfermera le secaba la cabeza al bebé con una toalla.

—Hola, nené —murmuró Teresa—. Hola mi pequeño Gabriel.

Gabriel, alerta y evidentemente atónito por su nuevo entorno, empezó a acercarse al pecho de Teresa. —¿Qué está haciendo? —dijo Teresa con sorpresa.

—Quiere mamar —dijo Linda—. ¿Recuerdas que en la clase de lactancia materna dijeron que el bebé podría hacer esto? De todos modos, se supone que debes tratar de amamantarlo durante la primera hora de nacido.

Mientras Gabriel intentaba alcanzar el pecho de su madre, Teresa lo acunó acercándolo a sus mamas. Su mirada de sorpresa al chupar el pezón hizo reír a Teresa. El bebé empezó a agarrarse al pecho, pero entonces se estiró hacia atrás y miró a su alrededor. —Oye, dejó de chupar— dijo Teresa, desilusionada más no sorprendida. Su instructora de lactancia le había dicho que ese tipo de titubeo por parte del bebé suele ocurrir de tanto en tanto.

Teresa estaba tan dedicada a la primera interacción con su recién nacido, que casi ni se percató del ajetreo que había a su alrededor. La sala parecía estar inundada de personal médico que llenaba formularios, movía equipo y arreglaba el área de parto. —Discúlpeme —le dijo Linda a una de las enfermeras. Teresa piensa amamantar a su bebé y quiere estar segura de que no le den leche de fórmula ni le pongan un chupete. ¿Está bien?

—Sí, como no—. La enfermera revisó la orden—. Ésa es la política de nuestro hospital para los bebés que van a ser amamantados. Nos gusta que el bebé se quede todo el tiempo con su madre para que ella pueda amamantarlo cada vez que el niño quiera. ¿Les parece bien?

—Sí— dijo Teresa sonriendo y mirando a Gabriel. Volvió a acercar al bebé a su pecho en un nuevo intento por amamantarlo. Esta vez Gabriel se concentró en el pezón. Su boca se abrió de par en par, y, mientras Teresa lo acunaba, él se agarró de lleno al pecho y empezó a mamar. —¡Mira! ¡Está mamando! — le dijo Teresa con entusiasmo a Linda.

EL PRIMER ENCUENTRO

Los minutos subsiguientes al parto por lo común están llenos de emoción, confusión y caos emocional para todos los que participan de la experiencia. A medida que usted se recupera de su hazaña física, es posible que se sienta abrumada por la inmensa cantidad de sentimientos, esperanzas y nuevas incertidumbres. Por supuesto, en este momento usted quiere que su recién nacido reciba el tratamiento profesional acorde con sus planes. Lo ideal es que haya comentado a su obstetra y a su pediatra con anticipación su deseo de amamantar al bebé, tal como lo recomendamos en el Capítulo 3. Su pareja o acompañante de parto debe recordarle al pediatra y a la enfermera que no le den al bebé agua, un chupete o un biberón con leche suplementaria sin que exista una razón médica válida.

Es conveniente que amamante a su bebé durante la primera hora a partir de que nazca para aprovechar el instinto del niño a mamar en momentos en que está despierto y activo. La lactancia inmediata también ayuda a poner en marcha el proceso de establecer el futuro suministro de leche materna y contribuye a que su útero se contraiga y regrese al estado previo al embarazo, lo que disminuye la posibilidad de sangrado excesivo después del parto. La lactancia inmediata es factible en la mayoría de partos saludables, cuando el bebé necesita poca atención médica aparte de secarlo y mantenerlo caliente al colocarlo piel contra piel sobre el abdomen o pecho desnudo de la madre. Si le ofrece el pecho a su bebé en ese momento, le ayudará a aprovechar su instinto natural para que la lactancia materna tenga un buen comienzo.

Esto no significa que su recién nacido sepa cómo mamar de inmediato. Algunas madres notan que sus bebés no maman activamente durante los primeros intentos, sino que se limitan a acurrucarse contra el pecho materno, lamen el pezón tentativamente o se agarran al pecho y maman por un rato deteniéndose para mirar a su alrededor. Otras madres notan que sus bebés se agarran al pezón de inmediato y maman como si hubieran practicado por muchos meses. (La mayoría de bebés se chupan los dedos o brazos mientras están en el útero materno.) El hecho de que su bebé amamante productivamente en este momento, no es de importancia crítica. En cambio, es un momento para que los dos comiencen a conocerse, para que el bebé se familiarice con sus pechos y comience a asociar el aspecto, olor y tacto de los mismos con la idea de saciar su hambre.

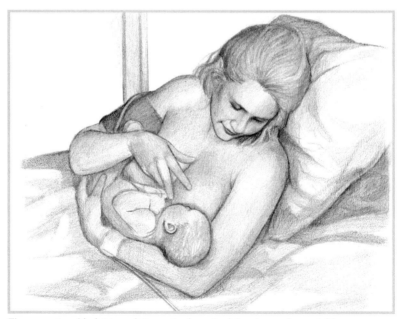

El amamantar al bebé inmediatamente después del parto ayuda a establecer su suministro de leche y estimula el instinto natural del bebé a mamar.

Esta toma inicial también es importante para usted, puesto que representa su primer intento por establecer una relación con la lactancia. Por mucho que se haya preparado, su primera experiencia real con la lactancia podrá parecerle un poco extraña. La lengua del bebé sobre su pezón o la forma como se agarra con fuerza a su pecho, puede ser una sensación distinta a la imaginada, o tal vez se sienta insegura de si lo está sosteniendo correctamente o si el pequeño está bien agarrado al pezón. Es posible que sienta que las enfermeras se están entrometiendo al tratar de ayudarla, o que se sienta incómoda de tratar de darle el pecho al bebé frente a gente desconocida. Todos estos sentimientos son normales para la nueva madre. Como en cualquier sociedad, usted y su recién nacido tendrán que aprender a ajustarse al estilo del otro, y como en cualquier destreza física, la práctica hace al maestro. Por ahora es mejor que se relaje, disfrute de este momento y espere hasta que ambos hayan descansado para comenzar a tratar de perfeccionar su técnica.

En ciertos casos la lactancia inmediata no es posible o aconsejable. Si su bebé es prematuro, está enfermo, su condición es frágil o si usted todavía está tratando de recuperarse de las medicinas que le suministraron durante la cesárea o cualquier otro tipo de sedante, deberá postergar la lactancia. (Aspectos especiales tales como cesáreas, parto prematuro y enfermedades pueden verse en el Capítulo 5.) Si éste es su caso, aún habrá mucho tiempo de que se conozcan. Por ahora deberá concentrarse en obtener la ayuda inmediata que usted y su bebé necesitan de tal modo que la lactancia marche mejor en la próxima toma.

VAMOS A CONOCERNOS:
LAS PRIMERAS TOMAS

—Las primeras horas luego de tener a Diana pasaron como una ráfaga —dice Judith, una mamá primeriza de 33 años—. No recuerdo cuándo me dormí, quién trajo a Diana a mi habitación ni por cuánto tiempo estuvo allí antes de que yo me despertara. Sólo sé que estaba allí cuando abrí los ojos y lo primero que quise hacer cuando mi esposo me la trajo, fue contemplar su carita y después tratar de amamantarla.

Un gran comienzo

PRINCIPIOS DE LA LACTANCIA INICIAL

- Inicie la lactancia en el lapso de la primera hora luego del parto.

- Solicite que no se le dé a su bebé leche de fórmula, agua ni agua azucarada sin que exista una razón médica. Por lo común el agua y el agua azucarada no son necesarias. No permita que le pongan al recién nacido un chupete. Pida a su obstetra o a su pediatra que escriba una orden para tal efecto si es necesario.

- Tenga a su recién nacido a su lado de día y de noche.

- Amamante al bebé según lo demande, tan pronto como dé muestras de hambre tales como aumento de su actividad, chasquido de los labios, movimientos de succión o movimiento de la cabeza en busca de su pecho (reflejo de búsqueda). No espere hasta que el bebé comience a llorar, lo que es una señal tardía de hambre. Déle de comer por todo el tiempo que su bebé quiera y hasta que se desprenda espontáneamente de cada pecho.

- Poco después del parto, y de nuevo antes de ser dada de alta, pida a una especialista en lactancia o enfermera experimentada en lactancia que supervise su técnica para amamantar al bebé para cerciorarse de que todo marche bien. Solicite una evaluación de seguimiento con su pediatra dentro de un lapso de 48 a 72 horas después de salir del hospital (o para cuando su bebé tenga de tres a cinco días de nacido.)

- Si debe ser separada de su bebé y no puede amamantarlo directamente, extráigase leche para que se la den a su bebé. (Pida a una enfermera o especialista en lactancia que le ayude a extraerse leche.)

Es emocionante poder hacer la conexión física con el bebé que ha llevado en su vientre por tantos meses. Aunque la mayoría de las madres y los recién nacidos prefieren descansar por unas cuantas horas después de la toma inicial, el momento de volver a ensayar la lactancia pronto llegará. Con el fin de evitar problemas posteriores, es importante comenzar a adquirir práctica en los puntos básicos: en qué posición colocarse, cómo sostener al bebé y cómo cerciorarse de que está agarrado al pecho adecuadamente. Al practicar las pautas correctas de lactancia mientras está en el hospital, cuando aún tiene acceso inmediato a la ayuda y el apoyo de expertas en la materia, podrá conducir al bebé por el mejor comienzo posible.

◆ **POSICIONES PARA AMAMANTAR**

Una vez que usted y su bebé sean diestros en el arte de la lactancia, podrá amamantarlo mientras habla por teléfono, lee un libro, cuida a sus demás hijos o va de un lado a otro. Por ahora, sin embargo, es mejor comenzar con la menor cantidad de distracciones posibles. Al comienzo, la mayoría de las mamás primerizas tratan de amamantar al bebé estando sentadas en la cama del hospital, con el bebé reclinado sobre una almohada puesta en el regazo y acunándolo en brazos. Si elige esta posición, eleve la cabecera de la cama todo lo posible y colóquese almohadas detrás de la espalda hasta que se sienta cómoda. Coloque al bebé sobre una almohada puesta en su regazo (ésta posición es particularmente apropiada si le han practicado la cesárea), de tal modo que la cabeza del bebé quede nivelada con sus pechos. Si quiere, puede ponerse almohadas a lado y lado para apoyar los brazos y evitar que se le cansen a mitad de la toma. Cuando ya esté en casa, tal vez le resulte más cómodo usar un sillón de brazos. Si amamanta al bebé estando sentada en una silla, cerciórese de que la misma ofrece un buen soporte a su espalda y brazos, y que no sea ni muy baja ni muy alta. Es posible que con un par de almohadas colocadas detrás de la espalda o un taburete para apoyar las piernas, le resulte más fácil amamantar al bebé estando sentada en una silla.

Ya sea que esté sentada en la cama o se haya acomodado en una silla de brazos, procure que su espalda esté recta pero relajada mientras le ofrece el pecho a su bebé. Para él podría ser más difícil agarrarse apropiadamente al pecho si usted está inclinada hacia delante o hacia atrás, puesto que esto cambia el ángulo en que recibe el pecho. Además, su espalda terminará por sufrir la tensión. Si sus pechos son grandes, es posible que, además de sostenerse el pecho con una mano, deba colocarse una toalla enrollada o una frazada de recién nacido debajo del pecho para tratar de que la boca del bebé esté en ángulo recto con el pezón.

Una vez que esté colocada en la posición correcta, puede sostener al bebé de diversas formas. Antes de salir del hospital, ensaye varias posiciones para amamantar (tanto para usted como para su bebé) y pida a su enfermera o especialista en lactancia que revise su técnica. El usar más de una posición puede ayudar a prevenir que los pezones se lastimen y los conductos lácteos se obstruyan, ya que las distintas posturas hacen más efectivo el drenaje de leche de diferentes áreas del seno. (Para obtener información sobre conductos lácteos obstruidos, véase el Capítulo 8.) Algunas posiciones también son más efectivas que otras en determinadas circunstancias. Por ejemplo, la postura reclinada es excelente si está medio dormida.

◆ **POSICION DE CUNA**

La posición tradicional se llama *posición de cuna* o *posición de Madona*. Para amamantar al bebé en esta posición, sosténgalo con el brazo que está en el mismo costado del pecho con el que le va a dar de mamar. Manteniendo la parte superior del brazo cerca al cuerpo, recline la cabeza del bebé en el hueco de su codo, sosténgale la espalda con su antebrazo y acúnele las nalgas o los muslos con su mano. El bracito del bebé puede estar alrededor del cuerpo de la mamá o esconderlo levemente bajo su cuerpecito para no lastimarlo. Una vez que el bebé esté bien apoyado, rote el antebrazo de tal forma que todo el cuerpo del bebé gire hacia usted. La pelvis del niño debe estar contra su abdomen, el pecho contra su pecho y la boca a la misma altura de su pezón. Ahora puede acercar la boca del bebé a su pezón (en lugar de

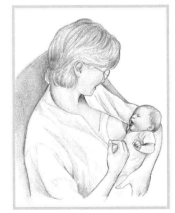

La posición de cuna es la postura tradicional para amantar.

su pezón a la boca del bebé) sin hacerle girar la cabeza hacia un costado. Es importante que la cabeza del bebé esté alineada con el resto del cuerpo y no volteado a un lado.

◆ POSICIÓN CRUZADA

La *posición cruzada* es básicamente el mismo tipo de postura que la posición de cuna, excepto que se sostiene al bebé con el brazo opuesto al pecho con el que se le va a dar de mamar. En esta posición, la mano de la madre sostiene el cuello y la parte superior de la espalda del bebé en lugar de las nalgas, y las nalgas descansan ya sea en el hueco del brazo de la madre o en una almohada sobre el regazo de la madre. De nuevo, debe rotar el cuerpo del bebé para que quede frente a usted y la boca del niño esté a la misma altura del pezón. Ésta es una buena posición para un bebé al que le cuesta trabajo agarrarse al pezón, puesto que es más fácil acomodarle la cabeza al sostenerlo de la espalda o del cuello entre el dedo pulgar y los demás dedos de la mano de la madre.

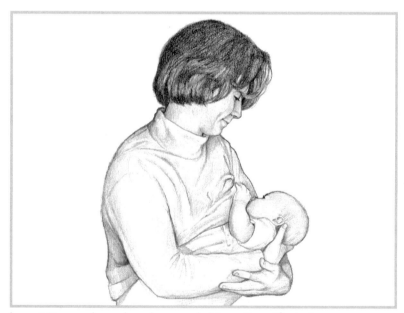

La posición cruzada es adecuada para un bebé que tiene dificultad en agarrarse al pecho.

◆ POSICIÓN DE RUGBY

Para muchas madres lactantes, la *posición de rugby* o *futbol americano* resulta ser mucho más práctica que las demás, particularmente si han dado a luz por cesárea, puesto que el peso del bebé no queda reposando sobre la incisión abdominal. La posición de rugby también puede ser útil para madres de gemelos, puesto que cada bebé puede mamar de un lado, así como para mujeres de pechos grandes o pezones planos, puesto que la madre puede ver tanto su propio pezón como la boca del bebé y puede controlar fácilmente su cabecita. En la posición de rugby, el bebé se sostiene de modo similar a como se sostiene un bolso o cartera de mano, o como se sostiene el balón en este juego, pegado al cuerpo. Para darle de comer al bebé en esta posición, colóquelo a su lado —del costado en que va a amamantarlo— con la cabecita cerca de su pecho. Acerque el cuerpo del niño a su costado, bajo su brazo. Debe sostenerle la espalda con su antebrazo y los hombros, el cuello y la cabeza con su mano. Las piernas del bebito quedarán estiradas o rectas detrás de usted o, si está sentada en una silla, puede reclinar las nalgas del bebé contra el respaldar de la silla y enderezarle las piernas en ángulo. Por último, si se coloca una almohada debajo del codo como apoyo, la cabeza del bebé quedará a la altura de su pezón.

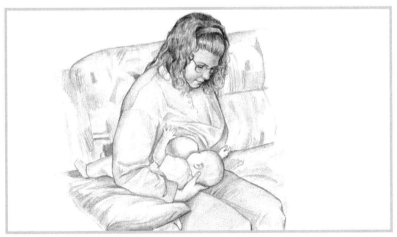

La posición de rugby es fácil de mantener y es particularmente útil si le practicaron una cesárea, ya que el peso del bebé no reposa sobre la incisión.

◆ RECLINADA

Tal vez note que se siente un poco más relajada si le da de comer a su bebé estando *reclinada* en lugar de sentada. El amamantar así es particularmente útil en caso de que le hayan practicado una cesárea o si se siente muy cansada o indispuesta después del parto. Para hacerlo, acuéstese de lado, con una o más almohadas que le sirvan de apoyo a la espalda y la cabeza. (Tal vez se sienta más cómoda si se coloca una almohada entre las rodillas.) Mantenga la espalda y las caderas en línea recta lo más posible. Sostenga al bebé de lado y acérqueselo de tal modo que la carita quede frente a usted y la boquita paralela a su pezón, rodeándole el cuerpo con su antebrazo. Sosténgase el pecho con la otra mano mientras acerca al bebé hacia usted con el brazo sobre el que está apoyado.

Una ventaja de la posición reclinada es que no tiene que pararse para colocarse al bebé en el otro pecho. Sencillamente, ponga una almohada debajo del bebé para elevarlo hasta que quede paralelo con su pecho de arriba e inclínese un poco más para acercar ese pecho a la boca del bebé. O, si lo prefiere, acúnelo en su pecho y dese la vuelta al otro lado, volviendo a colocar al bebé en la posición correcta. Incluso puede apoyar al bebé colocándole una almohada debajo de la espalda, para que su antebrazo no se canse tanto.

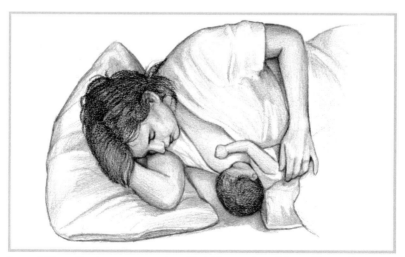

La posición reclinada para amamantar al bebé le permite relajarse si ha tenido un parto por cesárea o se siente cansada en los días siguientes al parto.

◆ UN AGARRE CORRECTO

En cualquiera de las posiciones de lactancia antes descritas, si el bebé
está bien alineado, usted podrá trazar una línea recta que conecta la
oreja, el hombro y la cadera del bebé en uno u otro lado del cuerpo.

Una vez que usted y su bebé estén en la posición correcta, el
siguiente paso es acercarlo a su pecho para que pueda agarrarse bien al
mismo y comenzar a mamar. En la mayoría de los casos (a excepción de
la posición reclinada), será necesario que se sostenga el pecho con la
mano, por lo menos en los primeros días de lactancia, con el fin de que
el bebé se agarre al pecho correctamente. Esto es particularmente
importante teniendo en cuenta que el tamaño y peso de sus pechos
aumentará a medida que su producción de leche se incrementa. Con su
mano libre, colóquese cuatro dedos debajo del pecho y su dedo pulgar
encima para ofrecerle el pezón al bebé. (Su especialista en lactancia o
enfermera podría referirse a esto como *agarre en* C, puesto que su mano
hace la forma de una C.) Cerciórese de que los dedos queden bien atrás
de la areola (la zona oscura que rodea al pezón), de tal modo que no
tropiecen con la boca del bebé e impidan que se agarre bien al pecho.

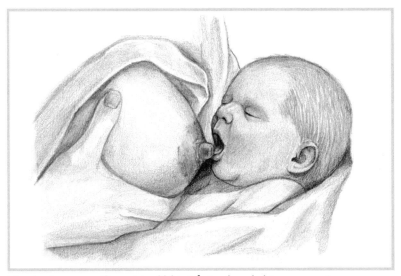

Usando el agarre en C, acaricie el labio inferior de su bebé con su pezón para
estimular su reflejo de búsqueda.

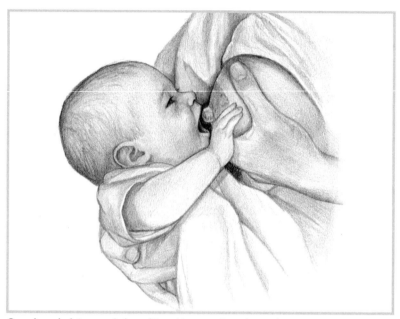

Cuando su bebé tenga la boca bien abierta, acérquelo rápida pero
suavemente hacia su pecho.

Sosteniéndose el pecho, acaricie el labio inferior del bebé con su
pezón. Esto hará que abra la boca. (Si no abre la boca, vuelva a
acariciarle el labio con el pezón, presiónele suavemente la barbilla hacia
abajo con su dedo índice y abra su propia boca, puesto que el bebito
podría imitarla.) Cuando abra bien la boca —no sólo un poco, sino
como si diera un gran bostezo — acérquelo rápidamente hacia su pecho
y colóquele la boquita abierta sobre el mismo. Este movimiento de
orientación debe ser rápido pero suave. Recuerde que debe acercar al
bebé a su pecho y no acercar el pecho a la boca del bebé. Si empuja la
boca del bebé hacia el pecho con brusquedad, podría impedir que
respire bien y hacer que se agite o asuste, negándose a mamar.

Si el bebé está colocado en la posición correcta para amamantar, la
quijada estará apretando su areola y los labios quedarán contra su pecho.
La barbilla del bebé y posiblemente la nariz tocarán su mama. (El bebé
podrá respirar, pero si le inquieta que no pueda hacerlo, trate de alzarse
el pecho o cambiar ligeramente la posición del bebé, acercándole las
nalgas hacia su cuerpo.) El ayudarlo a agarrarse al pecho de un modo

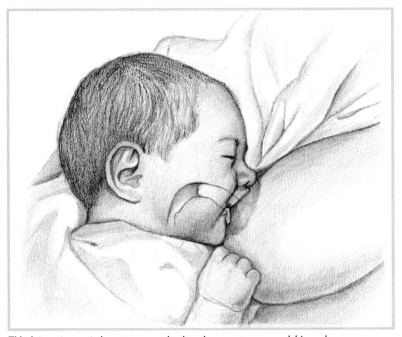

El bebé está apropiadamente agarrado al pecho, puesto que sus labios cubren la areola y el pezón está bien metido dentro de su boquita.

ligeramente asimétrico, haciendo que el labio inferior cubra un poco más de la areola y el superior cubra un poco menos de la misma, hará que el pezón se desplace hacia el paladar de la boca del bebé. Es posible que sienta una ligera molestia cuando el bebé se agarre al pecho por primera vez e incluso durante las primeras succiones, pero una vez que empiece a mamar de corrido, usted no debe sentir dolor. *Cuando el dolor se prolonga más allá del primer minuto de la toma, es un signo de que el bebé no está agarrado al pecho apropiadamente y deberá corregirse inmediatamente mediante la práctica y la ayuda de un pediatra, un médico familiar, una enfermera o una especialista en lactancia. Si el dolor persiste durante la sesión de lactancia, desprenda al bebé del pecho colocándole un dedo en la comisura del labio para interrumpir la succión y vuelva a hacer que se agarre al pezón cerciorándose de que tenga la boca bien abierta.*

Muchas mamás primerizas asumen que los bebés nacen con un instinto para agarrarse al pecho materno, y que si se le presenta el pecho de modo correcto, sabrá qué hacer. Es un hecho que algunos bebés son capaces de agarrarse al pecho por su cuenta y con la técnica correcta. Esto

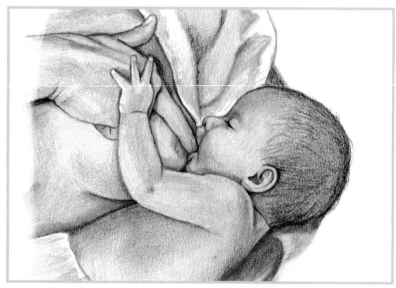

Si desliza un dedo entre la comisura del labio del bebé y su pecho,
interrumpirá la succión y desprenderá al bebé cómodamente, ayudando
a evitar que el pezón le duela.

es más probable que pase en la primera hora luego del parto, pero puede
darse de nuevo más adelante. (Algunos investigadores han estudiado a
bebes que son capaces de desplazarse por sí mismos desde el vientre bajo
de la madre, donde han sido colocados inmediatamente después del
parto, hacia el pecho, donde se agarran al pezón y comienzan a mamar.)
La mayoría de recién nacidos aprenden con facilidad a agarrarse al pecho
y comienzan pronto a succionar de modo profundo y regular así como a
tragar rítmicamente, lo que caracteriza una lactancia exitosa. Pero no
todos los bebés saben instintivamente cómo agarrarse al pecho. Es posible
que usted tenga que enseñarle al bebé a hacerlo, hasta que haya tenido
varias tomas efectivas que le permitan asociar su postura de lactancia con
la saciedad de su hambre.

La clave para un agarre efectivo del pezón está en cubrir una parte
suficiente del pecho con la boca, de tal modo que el pezón sea llevado
hacia la parte posterior de la boca del bebé y las encías y lengua del niño
estén comprimiendo la areola. Este movimiento de succión hace que la
quijada del bebé exprima los senos galactóforos que descansan detrás de

la areola, mientras que con la lengua hace un movimiento ondulante debajo del pezón, haciendo que la leche materna fluya a través de los diminutos agujeros del mismo. Para lograr esto, la boca del bebé debe estar totalmente abierta al agarrarse al pecho. Gran parte de los errores que se comenten al comienzo de la lactancia ocurren cuando la madre no ha esperado a que la quijada del bebé esté lo más abierta posible antes de acercarlo a su pecho. Como resultado, el bebé mama sólo del pezón, una posición que limita la cantidad de leche que recibe y que termina por lastimar el pezón provocándole a usted dolor.

Para ayudar al bebé a que mame bien, apriétese el pecho suavemente mediante el agarre en C, haciendo que la areola se estreche y que el pezón sobresalga para que el bebé pueda agarrarlo mejor. A medida que el bebé se agarra, su lengua debe sobresalir un tanto, cubriendo su encía inferior y envolviendo parcialmente el pecho materno. Sus labios deben curvarse hacia fuera y presionar el pecho.

Si su bebé no se agarra correctamente al primer intento, despréndalo del pecho suavemente deslizando uno de sus dedos entre la boca del bebé y presionándose el pecho hacia abajo para interrumpir la succión. No intente desprenderlo bruscamente del pecho, puesto que esto podría lastimarle el pezón. Siga practicando esta técnica de "agarre" hasta que usted y su bebé la hayan dominado. No dude en pedir la ayuda de las enfermeras del hospital o de una especialista en lactancia.

◆ AMAMANTAR CUANDO SE TIENEN PEZONES INVERTIDOS O PLANOS

Como mencionamos en el Capítulo 3, puede ser más difícil que su bebé se agarre bien al pecho si usted tiene pezones invertidos o planos. Los pezones planos casi no se distinguen de la areola o sobresalen muy poco al ser estimulados. Al apretarles la areola, los pezones invertidos se retraen en lugar de ponerse erectos. Tal vez tengan sólo una pequeña hendidura en el centro o pueden contraerse por completo en lugar de sobresalir. (Véase las ilustraciones de las páginas 35 y 36.) Si sus pezones son levemente planos, su bebé podría agarrarse al pecho sin ninguna ayuda especial. De no ser así, trate de comprimir delicadamente la areola para hacer que el pezón se ponga lo más erecto posible antes de ofrecérselo al bebé.

Si esto no surte efecto y el bebé sigue sin poder agarrarse al pecho, es importante obtener ayuda de un pediatra experimentado, una enfermera especializada, de una especialista en lactancia o de una voluntaria de la Liga de La Leche tan pronto como sea posible. La inhabilidad del bebé a agarrarse al pecho conducirá a una reducción del suministro de leche si se permite que el problema persista por más de unos cuantos días. El seguir intentando que el bebé se agarre al pecho puede causar dolorosas grietas en los pezones que a su vez harán que la lactancia sea aún más molesta. Una especialista en lactancia llevará un control del progreso de su bebé, la ayudará a tener acceso al equipo necesario, le mostrará cómo darle a su bebé biberones suplementarios con su propia leche materna si fuera necesario y la ayudará a corregir el problema lo más rápidamente posible y con un mínimo de dolor. Para estirarse los pezones antes de amamantar al bebé, la especialista podría sugerir el uso de un extractor de leche eléctrico tipo hospitalario o un extractor manual, o posiblemente, pezoneras (copas de plástico que presionan los pechos y dejan los pezones hacia afuera).

Con la ayuda de una especialista, su bebé podrá ser capaz muy pronto de agarrarse a su pecho apropiadamente y comenzar a mamar bien. Este proceso puede tardar de un día a varias semanas, no tanto si se compara con el año o más que usted planea lactar. Algunos casos persistentes de pezones invertidos o planos podrían necesitar tratamiento médico por parte de un experto en el asunto. Ocasionalmente, algunas mujeres tienen un pezón severamente invertido sólo de un lado y pueden amamantar al bebé del otro lado. La madre producirá suficiente leche para su bebé sólo de un pecho, aunque con el tiempo, a medida que deja de producir leche en el otro pecho, habrá una diferencia notable en el tamaño de sus senos.

◆ CUANDO EL BEBÉ SE NIEGA A AMAMANTAR

Si su bebé sigue teniendo problemas para agarrarse al pecho y usted no tiene pezones invertidos, o si de plano se niega a mamar casi desde el momento de nacer, la instamos a que obtenga ayuda de su pediatra o especialista en lactancia de inmediato.

Es posible que su bebé tenga frenillo, una condición en la que la membrana que conecta la lengua con el piso de la boca es demasiado tirante. Algunos bebés que tienen esta condición no pueden extender la lengua sobre la línea de la encía lo suficiente como para agarrarse al pezón bien a fondo. La membrana tirante podría tener que ser liberada (dándole un tijeretazo) por parte de un proveedor de salud entrenado en este procedimiento. También es posible que un bebé sea incapaz de agarrarse al pecho y succionar efectivamente durante las primeras tomas debido al estrés que vivió durante el trabajo de parto y el parto o a las medicaciones que se le administraron durante el nacimiento. También es posible que el temperamento innato del bebé lo haga resistirse a ser sostenido de cerca y a permanecer lo suficientemente calmado como para mamar. Tenga cuidado de no sostener al bebé de la parte superior de la cabeza mientras lo amamanta, puesto que algunos bebés se retiran del pecho cuando se les aplica presión en la cabeza. En la mayoría de los casos —con la ayuda de una especialista en lactancia, un poco de paciencia y la voluntad de experimentar— encontrará una técnica que sea satisfactoria para ambos.

◈ HIPO, REGURGITACIONES Y ERUCTOS

Sabrá que el bebé ha terminado de mamar de un pecho cuando deja de chupar, se queda dormido o se aleja del pecho. Si no se queda dormido, debería estar calmado y relajado. Una vez que termine de mamar, puede tratar de hacerlo eructar para que expela el aire que pueda haber tragado. Los bebés amamantados por lo regular tragan menos aire que los bebés alimentados con biberón, así que es posible que no necesite eructar. Al eructar, el bebé podría dejar de tener cualquier sensación de llenura y despertarse un poco, de tal modo que pueda darle el otro pecho.

Casi todos los bebés tienen hipo de tanto en tanto, un fenómeno que por lo común la inquietará más a usted que a su niño, pero que puede incomodarlo si está en medio de una toma. A medida que su suministro de leche aumenta, el bebé también podría escupir leche de tanto en tanto. Este comportamiento normal no es causa de alarma, pero las regurgitaciones y los hipos se pueden reducir al mínimo al hacer que las sesiones de lactancia sean tranquilas y silenciosas y cambiando la posición del bebé para ayudarlo a que se relaje.

Si va a hacer eructar al bebé después de que termine de amamantarlo de un lado, sosténgalo verticalmente contra su cuerpo con la cabecita sobre su hombro. Coloque un pañito limpio debajo de la cabeza del bebé por si regurgita leche y después acaríciele o déle golpecitos *suaves* en la espalda. Si lo prefiere, puede realizar este movimiento teniéndolo sentado sobre su regazo y sosteniéndole la cabeza con una mano o acostándolo de estómago a través de sus rodillas. Si no ha eructado luego de varios minutos, puede acostarlo boca arriba para que duerma, u ofrecerle el otro pecho.

◆ APRENDIENDO CON LA PRÁCTICA

Así como se aprende a montar en bicicleta, escribir a máquina o conducir un auto, es más fácil aprender la técnica apropiada de amamantar con la práctica y no con la lectura. No se desanime si sus primeros intentos son un tanto torpes. Recuerde: usted y su bebé aún están fatigados por el parto, y usted, al menos, tenderá a sentirse emocionalmente abrumada. Es posible que al comienzo se sienta levemente incómoda debido a la sensación física del amamantamiento, aunque esto terminará por pasar. Algunas mujeres sienten cólicos abdominales durante la primera semana de la lactancia, más o menos. Esta sensación, llamada *dolores postparto*, resulta de la liberación de la hormona oxitocina, que hace que su útero se encoja al tamaño normal y que además contribuye a que su leche fluya.

El hecho de que a este punto sus senos sólo produzcan una cantidad pequeña de calostro, también es perfectamente normal. Tenga en cuenta que el volumen de su leche aumentará de dos a cinco días después del parto y que los bebés están "diseñados" para soportar esto. Como señalamos en el Capítulo 2, los recién nacidos por lo regular pierden parte de su peso en los días subsiguientes al parto, recuperándolo sólo una vez que el suministro de leche materna aumente. Entre tanto, no olvide que lo que hoy puede parecer complejo, parecerá mucho más natural y sencillo a medida que pasa el tiempo. Si tiene en cuenta sus metas de lactancia a largo plazo, podrá enfrentar más fácilmente cualquier posible reto que se presente en estas primeras tomas y empezar a crear una vida saludable para su bebé.

Lista de verificación: Cómo saber si está dando el pecho correctamente

SIGNOS DE UNA FORMA CORRECTA DE AMAMANTAR

1. La boca del bebé está bien abierta con los labios curvados hacia fuera.

2. Su mentón y su nariz están descansando contra el pecho.

3. Ha cubierto la mayor parte de la areola con la boca.

4. Esta chupando rítmica y profundamente, en ráfagas cortas separadas de pausas.

5. Se le oye tragar regularmente.

6. El pezón de la madre no se siente resentido después de las primeras succiones.

SIGNOS DE UNA FORMA INCORRECTA DE AMAMANTAR

1. La cabeza del bebé no está alineada con su cuerpo.

2. Está chupando sólo del pezón, en lugar de chupar de la areola y tener el pezón bien adentro de la boca.

3. Está chupando de modo ligero, rápido y oscilante en lugar de succionar de modo profundo y regular.

4. Tiene las mejillas plegadas hacia adentro o se le oye hacer ruiditos

5. No se le oye tragar regularmente después de que su producción de leche ha aumentado.

OFERTA Y DEMANDA: ESTABLECIENDO UN RITMO DE LACTANCIA

—Todo era tan confuso —confesó Silvia, una mamá primeriza—. Primero el calostro no se parecía en nada a lo que yo esperaba. Después Camilo, mi bebé, se quedaba dormido agarrado al pecho antes de que pudiera comer algo. Hacia el tercer día, cuando me comenzó a bajar la leche, me dolían los pechos por estar tan congestionados. Camilo y yo no parecíamos adaptarnos a ese ritmo en el que yo suministraba lo que él necesitaba y él comía lo que yo le suministraba. Me sentía muy desanimada durante nuestra estadía en el hospital. Pero me alegro de haber persistido, porque una vez que entramos en rutina, ambos disfrutamos mucho de la lactancia.

El ritmo eficiente de oferta y demanda de la lactancia normal —en la que el aumento de la demanda de leche por parte del bebé estimula una mayor producción de leche materna y en la que al disminuir la succión se disminuye la oferta de leche— casi siempre tarda en establecerse por completo y deberá reajustarse a medida que su bebé crece.

A medida que aumenta el tiempo que su bebé mama del pecho, la producción de leche también aumentará. Al mamar estimula las terminaciones nerviosas de su pecho, enviando un mensaje a su cerebro que resulta en la liberación de la hormona prolactina. Esto desempeña un papel vital en la producción de la leche que crean sus senos usando substancias obtenidas de su torrente sanguíneo. Por el tiempo que el bebé continúe mamando, sus niveles de prolactina se elevarán, asegurando una continua producción de leche materna. Si la lactancia disminuye —si el bebé es alimentado en un horario restringido o se le dan biberones suplementarios con leche de fórmula, agua, agua azucarada o incluso un chupete para satisfacer su impulso de chupar— su producción de leche disminuirá como consecuencia.

La producción de leche depende no sólo de cuánto mame su bebé sino de cuánta leche de hecho extrae de su pecho. Si usted se limita a dar de lactar de un pecho, por ejemplo, el otro pecho suspendería la producción de leche, a pesar de que las hormonas estimuladas por la lactancia afectan a ambos pechos. (Ésta es una de las razones por las que es conveniente alternar el pecho con el que empiece a amamantar.) Un bebé que tan sólo toma el pezón en la boca, o si se agarra incorrectamente al pecho y no extrae mucha leche, no estimula a ese pecho a seguir produciendo un suministro adecuado de leche. De hecho, la proteína contenida en la leche que queda en el pecho, en realidad reprime la futura producción de leche. Para prevenir que esto pase, es importante alimentar al bebé con frecuencia desde el comienzo.

Las primeras e incipientes tomas son importantes para estimular la copiosa producción de leche que su bebé necesitará en cuestión de días. Los niños nacen con agua extra en el cuerpo y pierden peso en los primeros días al ir evacuando esa agua, así que no necesitan muchos líquidos adicionales. A medida que el bebé va necesitando más líquidos a los pocos días del parto, su leche aumentará en contenido de agua (o fluído), y la composición de la leche materna cambiará. Durante el curso de la siguiente semana, más o menos, el contenido proteínico disminuirá mientras que el contenido de grasa y lactosa aumentará a medida que su leche cambia gradualmente de amarillo a blanco cremoso. De diez días a dos semanas después del parto, su cuerpo habrá empezado a producir una leche materna totalmente madura, en cantidad aún más abundante que antes. Esta sustancia aguada de color blanco azulado contiene todos los nutrientes que su bebé necesita y aumentará y disminuirá en volumen según fluctúe la demanda.

Así como cuando estamos aprendiendo a manejar a veces pisamos el acelerador del carro más de la cuenta y otras veces no lo pisamos lo suficiente, usted podría experimentar un par de tropiezos a medida que su cuerpo se ajusta a los cambios de apetito de su hijo. Muchas madres experimentan la misma sorpresa de Silvia al ver el escaso calostro que les sale inicialmente y la gran cantidad de leche que llena sus pechos a los pocos días. Este aumento en la producción de leche puede conducir a una sensación de tirantez y llenura

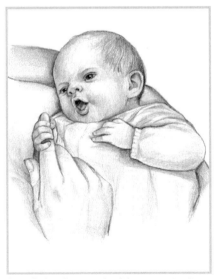

Si un bebé chasquea los labios o está más despierto y activo, está dando señales iniciales de que tiene hambre.

llamada *congestión de los pechos*. La solución a este problema es alimentar al bebé con frecuencia —de ocho a doce veces cada 24 horas sin interrupción— incluso si tiene que despertarlo para amamantarlo. Si el bebé duerme por un espacio de más de cuatro horas seguidas en las primeras dos semanas, despiértelo para amamantarlo. Si continúa durmiendo por tanto tiempo de un tirón, se duerme repetidamente al poco rato de empezar a mamar, parece desganado o su llanto es débil, notifique al pediatra de inmediato. No espere a que su bebé llore para alimentarlo; esté pendiente de las pistas iniciales que indiquen que tiene hambre, como cuando chasquea los labios y empieza a ponerse más activo. También podría extraerse un poco de leche a mano o con un extractor para aliviar la molestia de la congestión y para suavizar el pezón y la areola lo suficiente como para que el bebé pueda agarrarse bien al pecho.

Con el tiempo (por lo regular bastante pronto), su producción de leche se asentará al nivel que su bebé lo requiera en ese momento. Durante los períodos en que amamante con más frecuencia —generalmente en respuesta a los "estirones"— su producción de leche aumentará. (Los estirones, o etapas de crecimiento acelerado, ocurren aproximadamente a las tres semanas, las seis semanas, los tres meses y los seis meses de edad.) Su suministro de leche disminuirá de nuevo cuando sus sesiones de lactancia disminuyan. Usted llegará a convertirse en experta para hacerlo mamar un poquito más o con más frecuencia en aquellos momentos en que sienta que no está produciendo suficiente leche , así como agregar una toma de más en aquellos días en que sienta que sus pechos están un tanto congestionados. Esta habilidad de ajustar su producción de leche tanto a sus propias necesidades como a las del bebé, es una de las maravillas de la lactancia materna.

Preguntas y Respuestas
¿Están marchando bien las cosas?

P: *Conozco a varias mujeres que querían lactar a sus hijos, pero se cambiaron a leche de fórmula porque no tenían suficiente leche. ¿Podría pasarme esto a mí?*

R: Raras veces hay que tomar la decisión de darle leche de fórmula a un bebé debido a que su madre es *incapaz* de producir suficiente leche. Casi todas las mujeres pueden dar de lactar exitosamente, asumiendo que reciban suficiente apoyo e información. Las mujeres que usted menciona y que no tenían suficiente leche, probablemente no lactaron con frecuencia o no pudieron hacer que el bebé se agarrara al pecho apropiadamente. Si se le dieron al bebé biberones suplementarios o un chupete, es posible que sus esfuerzos subsecuentes por amamantar no hubieran sido los suficientemente fuertes como para estimular una producción de leche adecuada.

El volumen de leche materna, por naturaleza, fluctúa bastante durante las primeras dos a tres semanas. La mejor solución inicial cuando un recién nacido llora pidiendo comida o se despierta con frecuencia en la noche para amamantar, es continuar dándole el pecho lo más seguido posible para estimular la producción de leche. Al usar técnicas apropiadas de amamantamiento y concentrarse en darle de lactar al bebé como única fuente de alimentación, notará que la demanda por parte del niño aumentará su suministro de leche materna. Los primeros días y semanas son cruciales en términos de hacer que la lactancia materna tenga un buen comienzo.

P: *Estaba tan dedicada a conocer a mi bebé y aprender a amamantarlo en los días siguientes al parto, que casi no me percaté de que mi esposo estaba dando vueltas por ahí sin tener mucho qué hacer. Él había aguardado la llegada de nuestro hijo con tanta emoción como yo. ¿Hay algún modo de involucrar a mi esposo en el proceso inicial de amamantamiento?*

R: Así como su esposo le brindó apoyo durante el proceso del nacimiento, puede actuar como asesor efectivo durante las etapas iniciales de lactancia (véase el Capítulo 11 para obtener más detalles sobre el papel del padre). Al estar presente cuando usted se reúne con médicos, enfermeras y especialistas en lactancia, y además consultar este libro, podrá ayudarla a colocar al bebé correctamente cuando esté aprendiendo a darle el pecho. Además puede estar pendiente de que el bebé se agarre bien al pecho y esté tomando leche. Puede colocarle a usted almohadas detrás de la espalda para brindarle un buen apoyo durante las sesiones de lactancia, así como cargar y arrullar al bebé cuando usted necesite un descanso. Si el bebé empieza a quedarse dormido durante una toma, puede hacerle cosquillas en la planta del pie o acariciarle la espalda para reanimarlo. También podría sacarle los gases. Si su parto fue por cesárea, la ayuda de su esposo será particularmente valiosa a medida que usted se recupera de la cirugía. Y ciertamente, el padre del bebé puede desempeñar un papel importante en las tareas de cambiarle los pañales, vestirlo, jugarle y bañarlo. Al estimular a su esposo a que ayude a cuidar del bebé de estos modos tan útiles, participará en el proceso de hacer que su recién nacido cree vínculos únicos con cada uno de sus padres.

P: *He notado que después de que el bebé se me agarra al pecho, siento mucho dolor por un par de minutos, más o menos. Sé lo importante que la leche materna es para él, pero el dolor que siento a veces me hace querer renunciar a la lactancia. ¿Cambiará esto más adelante?*

R: Algunas nuevas madres sienten más molestias que otras durante diversos momentos del proceso de lactancia. Además, hay mujeres cuyos pezones son más sensibles. Algunas sienten, como usted, que las primeras succiones del bebé son muy incómodas.

Le alentará saber que la mayoría de estas sensaciones se disipan luego de un par de semanas de lactancia. A otras madres les desagrada la sensación que experimentan cuando les está bajando la leche, pero la mayoría se ajustan rápidamente a esta breve sensación de "hormigueo". Sería una lástima que desistiera de amamantar al bebé sólo por estas molestias temporales. Persista en su empeño al menos por un par de semanas y después vuelva a evaluar cómo se siente. Si tiene dolor o molestias *severas* que no disminuyen a medida que el bebé se ajusta a la lactancia, pida ayuda para que le enseñen a acomodar al bebé y solicite calmantes, si los necesita, que no sean contraindicados durante la lactancia.

¿OTRA VEZ? CON QUÉ FRECUENCIA AMAMANTAR

"¿Qué tan seguido debo darle de comer a mi bebé?", es una de las preguntas más frecuentes entre las mamás primerizas. Por las razones descritas en la sección anterior, la respuesta más simple a esa pregunta es "tan a menudo como el bebé lo quiera". No espere hasta que el niño llore para ponérselo en el pecho. El llanto es una señal tardía del hambre. Mucho antes de que empiece a llorar, el bebé le indicará su deseo de amamantar al chasquear los labios, hacer movimientos de succión, girar la cabeza en búsqueda de su pecho, patear y retorcerse, o estar más alerta. El bebé podría enviarle este tipo de señales tan a menudo como cada hora en los primeros días de haber nacido. No deben pasar más de dos o tres horas durante el día o cuatro horas durante la noche sin darle de comer. Aunque tenga que despertarlo, cerciórese de que reciba de ocho a doce tomas en cada lapso de 24 horas. Si no quiere comer cuando lo despierte, espere media hora, vuelva a despertarlo e inténtelo de nuevo. Algunos bebés maman incluso sin estar bien despiertos, así que no tiene que despertarlo por completo.

Muy pronto se familiarizará con el estilo de alimentación de su bebé: activo y ansioso, adormilado y lánguido o concentrado e intenso. Mientras tanto, anímelo a comer todo lo posible durante cada toma. Manténgalo en su pecho hasta tanto esté mamando activamente.

¿Está tomando suficiente leche mi recién nacido?

A casi todas las mamás primerizas les preocupa que sus bebés estén alimentándose bien. Las madres que dan de lactar no pueden medir exactamente cuánta leche está ingiriendo su recién nacido, pero hay otros modos de saber si está comiendo lo suficiente. Si el bebé está bien alimentado, debe notar lo siguiente:

* El bebé no pierde más del siete por ciento del peso con que nació en los primeros días después del parto, antes de volver a empezar a ganar peso.

* Tiene una o dos deposiciones al día durante el primer y segundo día de nacido, con heces negruzcas y semejantes a la brea, y por lo menos dos deposiciones que empiezan a verse entre verdes y amarillas en el tercer y cuarto día de nacido. Entre el quinto y el sexto día de nacido, sus heces deben ser amarillas y aguadas, con pequeños grumos, y debe tener por lo menos de tres a cuatro deposiciones al día. Cuando su producción de leche aumente, el bebé por lo común tiene una deposición después de cada toma durante el primer mes de nacido.

* Moja seis o más pañales al día. La orina debe ser incolora o amarilla pálida del quinto al séptimo día de nacido.

* Parece estar satisfecho y contento por un promedio de una a tres horas entre toma y toma.

* Amamanta por lo menos ocho a doce veces cada 24 horas.

El desprender a un bebé que mama del pecho antes de que termine, o dejarlo que se duerma poco después de comenzar a darle de comer, puede estropear el ritmo de oferta y demanda de lactancia. Permítale comer hasta que parezca estar lleno (a este punto lo más seguro es que se desprenda del pecho por sí mismo.) Tenga en cuenta que entre más mame el bebé, más cantidad de grasa tendrá la leche que tome. Los períodos breves de lactancia tal vez no le permitan obtener todos los beneficios de su leche materna y podrían dejar sus pechos llenos de leche sin liberar, haciéndola sentir congestionada e incómoda.

CUANDO EL BEBÉ TIENE ICTERICIA

Muchos niños desarrollan ictericia a los pocos días de haber nacido. Un bebé adquiere ictericia cuando la bilirrubina, una sustancia que produce el cuerpo de modo natural, se acumula más rápido de lo que el hígado del recién nacido puede desintegrarla y eliminarla en las deposiciones. Un exceso de bilirrubina hace que la piel y los ojos del bebé se tornen amarillos. Puesto que el tomar leche materna ayuda a remover bilirrubina a través de las deposiciones del bebé, los niños que no son amamantados adecuadamente corren mayor riesgo de desarrollar ictericia. Por lo regular, la ictericia remite por su propia cuenta o puede requerir de un tratamiento con luces especiales que ayudan a fragmentar la bilirrubina. El lactar al bebé más a menudo o por períodos de tiempo más largos para hacer que la bilirrubina se elimine en las deposiciones, siempre resulta provechoso. De cualquier modo, no hay ningún motivo para suspender la lactancia si el bebé desarrolla este tipo de ictericia. En determinados casos, su pediatra podría recomendar una leche de fórmula suplementaria de manera temporal.

Ocasionalmente, la ictericia se prolonga por más de dos semanas. En este caso, el bebé casi siempre puede seguir siendo amamantando, pero a veces el pediatra recomienda que se interrumpa la lactancia por un par de días. Si usted debe interrumpir la lactancia por alguna razón, no olvide extraerse la leche usando un extractor de leche eléctrico de buena calidad (véase el Capítulo 5), para que pueda seguir produciendo leche y volver a amamantar al bebé con facilidad. Su enfermera, especialista en lactancia o el grupo de la Liga de La Leche, pueden indicarle cómo se usa el extractor de leche.

UNA NUEVA VIDA

En el último día de Teresa en el hospital después de dar a luz, el pediatra vino a examinar al bebé y observar cómo estaba siendo amamantado. Después de anotar el peso de Gabriel y mostrarle a Teresa un modo más cómodo de sostener al bebé mientras le daba el pecho, acordó una cita de seguimiento en dos días y salió de la habitación. —¡Uau! —dijo Linda, la amiga de Teresa, quien había llegado para ayudarle a Teresa a empacar —¡Tuviste al bebé el lunes y te dan de alta el miércoles. ¿Te sientes preparada para irte a casa?

—Creo que estoy lista —dijo Teresa, sonriéndole a Gabriel y acercándolo más a su pecho—. Las enfermeras y las especialistas en lactancia me enseñaron mucho. Siento que Gabriel y yo le agarramos el ritmo a la lactancia esta mañana.

—¿Y habrá alguien que te ayude en la casa?

—Pues Gabriel estará en el moisés al lado de mi cama, así que creo que no será muy difícil cuidarlo —contestó Teresa —. Pero mi mamá se quedará conmigo esta noche. Mi amiga de la Liga de La Leche irá a mi casa mañana para ayudarme con la lactancia del bebé y llevarme el almuerzo. Vamos a ir al pediatra el viernes. La próxima semana tengo cita con la especialista de la clínica donde tomé las clases de lactancia cuando estaba embarazada.

Linda afirmó con la cabeza. —Esas clases parece que fueron hace un siglo, ¿verdad? —dijo —. Pues bien, veo que vas por muy buen camino. — Se inclinó hacia el bebé lactante y le acarició la cabecita. —Qué experiencia has tenido, Teresa. Y Gabriel es un chiquito muy afortunado.

Saber es poder

EDUCÁNDOSE A SÍ MISMA

A menos que haya tenido un parto por cesárea o tenga otras complicaciones relacionadas con el parto, lo más probable es que su permanencia en el hospital sea muy corta y llena de tantas consultas, visitas de seres queridos y nuevas experiencias, que usted podrá sentirse sumamente estimulada para el momento en que deba empacar y volver a casa. Sin embargo, su permanencia en el hospital representa una de las mejores oportunidades para aprender más acerca de la lactancia, ya que cuenta con ayuda 24 horas al día. Tenga un papel activo en su educación sobre la lactancia materna. Cerciórese de solicitar la asistencia de su médico, enfermera o especialista en lactancia la primera vez que vaya darle el pecho al bebé. A partir de ahí, siga practicando hasta que se sienta cómoda amamantando. Antes de salir del hospital, pida a la enfermera que observe su técnica de lactancia y que responda a las dudas que usted tenga. La mayoría de los hospitales ahora ofrecen clases de lactancia para mamás primerizas que merece la pena tomar. Algunas ofrecen videos sobre lactancia y otros aspectos del cuidado del recién nacido que se pueden ver en el hospital, o incluso ofrecen programas especiales de televisión. Además, para comunicarse con la Liga de La Leche tan sólo tiene que marcar un teléfono. El hablar con otras mamás que han lactado puede brindar esa información o estímulo moral que usted necesita. Si siente que no está recibiendo el apoyo que necesita del personal del hospital durante los días después del parto, hable con su pediatra.

CAPÍTULO 5

Situaciones especiales

"Hubiera sido muy fácil renunciar a la lactancia en aquellas primeras semanas en que mi bebé estaba teniendo problemas, pero no lo hice y ahora me alegro mucho. Fue el conocimiento sobre los beneficios de la lactancia materna lo que me hizo persistir a pesar de que quería tirar la toalla. Mi hijo ya tiene un año y está grande y sano. Me siento una triunfadora".

—Cintia, 30 años, mamá de Jaime

—¿Tenemos todo? —le preguntó Katty a su esposo Miguel al dirigirse a la puerta de la unidad de cuidado intensivo neonatal llevando en brazos a su pequeño bebé Luis Alberto—. Creo que sí —contestó Miguel nerviosamente, volteando la mirada hacia la camita de plástico que Luis Alberto acababa de dejar vacante. Las enfermeras de la unidad le sonrieron tranquilizadoramente. Luis Alberto, nacido ocho semanas antes de tiempo, había pasado sus primeras semanas de edad en la unidad neonatal. Aunque el bebé ya estaba bien y empezaba a ganar peso, sus padres y su pediatra tendrían que vigilarlo de cerca durante algún tiempo. Ambos padres se sentían un poco aprehensivos ahora que por fin podían llevarse a su hijo a casa.

No obstante, era un alivio para Katty saber que le había dado a su bebé el mejor comienzo posible. Confinada a una cama durante la última parte de su embarazo y sabiendo que existía la posibilidad de que se le adelantara el parto, Katty había investigado cuáles eran las implicaciones de darle de lactar a un bebé prematuro. Se enteró de que la leche de la madre de un bebé prematuro es particularmente beneficiosa para el niño, puesto que está hecha a la medida de su etapa específica de desarrollo. Los bebés prematuros se benefician enormemente del contacto piel a piel de la lactancia y de los factores inmunes y nutrientes de la leche materna. Katty decidió darle de lactar a Luis Alberto independientemente de cuánto tiempo se adelantara su nacimiento. Cuando no le fue posible amamantarlo durante la primera semana luego del parto, se sintió desilusionada, pero aprendió a usar un extractor de leche eléctrico, lo que le permitió extraerse leche que luego se le daba al niño a través de un tubo. Una vez que el bebé pudo agarrarse a su pecho, Katty lo amamantó en la unidad neonatal siempre que era posible y siguió extrayéndose leche para que se la dieran a su bebé durante su ausencia. Ahora, cuando ella y su esposo se preparaban para llevarse al bebé a casa, Katty se alegraba de haber hecho el esfuerzo. Con un poco menos de cinco libras de peso, Luis Alberto era un bebé de ojos vivaces y brillantes. Katty había logrado fomentar su producción de leche lo suficiente para que ambos disfrutaran de los beneficios de la lactancia a medida que él seguía creciendo.

Todos los padres confían por naturaleza en un parto vaginal normal sin ningún tipo de complicación, pero a veces las cosas no resultan como uno quiere. Ciertas situaciones especiales del nacimiento pueden traer retos al proceso típico de lactancia. El mejor modo de enfrentar tales retos —y otras situaciones que surjan semanas o incluso meses después— es estar enterada de las soluciones que existen, permanecer en contacto cercano con el pediatra, mantener una red de apoyo confiable y bien informada que le brinde ayuda cuando usted la necesita, y sencillamente, tomar la decisión de darle de lactar al bebé durante momentos difíciles y fáciles por igual.

NACIMIENTOS ESPECIALES

Su experiencia de parto puede afectar de diversas formas el modo en que inicie la lactancia materna. Contrario a sus expectativas, podrían administrarle anestesia durante el parto o su bebé podría nacer con una condición que dificulte darle el pecho. A pesar de lo difícil que parezca iniciar la lactancia bajo estas condiciones, recuerde que tiene la ventaja de contar con especialistas en lactancia materna bien informadas y listas para ayudarla. Es alentador saber que sea cual sea su situación, muchas madres en circunstancias similares han sido capaces de amamantar a sus hijos exitosamente.

◆ PARTO POR CESÁREA

Una circunstancia común a muchas mujeres es un parto por cesárea en lugar de un parto vaginal. La buena noticia es que el método de parto tiene muy poco efecto en su habilidad para amamantar al bebé. Su leche materna estará disponible casi tan rápido como si hubiera tenido un parto vaginal. Es particularmente importante comenzar a amamantar al bebé tan pronto como sea posible y seguir dándole el pecho consistentemente para garantizar un buen suministro de leche. Incluso si necesita recuperarse de la cirugía por unas cuantas horas o hasta por un día, usted estará en capacidad de lactar a su bebé tan pronto como se sienta preparada para hacerlo.

La mayoría de las drogas administradas a las madres que han dado a luz por cesárea no afectan seriamente al bebé. Probablemente usted recibió anestesia regional, tal como un bloqueo epidural en lugar de la anestesia general que se solía administrar a las mujeres durante el parto y que las dejaba inconscientes. Puesto que una menor porción de anestesia regional llega al torrente sanguíneo en comparación con la anestesia general, ésta causa menor sedación al recién nacido. Algunos recién nacidos tienden a estar un tanto adormilados después de la epidural y pueden chupar con menos entusiasmo al comienzo, pero no se han demostrado efectos negativos a largo plazo en el desarrollo de bebés nacidos a término o en su habilidad para amamantar. Incluso si le han administrado anestesia general, podrá lactar a su bebé tan pronto como usted despierte. En el momento en que le estén aconsejando un parto por cesárea, es conveniente recordarle al obstetra y al anestesiólogo sus intenciones de lactar a su bebé.

Después de un parto por cesárea, su médico le dará calmantes para el dolor, inicialmente por vía intravenosa y después en forma de pastillas con el fin de que se sienta mejor. En la mayoría de los casos, una porción muy baja de este medicamento pasa a través de la leche materna al bebé. Algunos calmantes para el dolor pueden hacer que el recién nacido esté un tanto adormilado inicialmente, pero los beneficios de la lactancia materna superan con creces a esta reacción. El dolor interfiere con la liberación de la oxitocina, que ayuda a su leche a fluir y estar disponible para su bebé, así que un control adecuado del dolor que siente es importante. Si tiene alguna inquietud sobre los calmantes para el dolor que le están administrando, hable con su médico o con la especialista en lactancia.

La incisión abdominal puede hacer que, en un comienzo, sea difícil encontrar una posición cómoda para darle el pecho al bebé. Usted puede ajustar algunas de las posiciones básicas sentándose en la cama, usando un par de almohadas adicionales para apoyar al bebé en su regazo y así proteger su incisión, acostándose sobre un costado con el bebé de frente a usted, usando la posición de "rugby" (futbol americano) o de lado con suficientes almohadas para elevar la cabeza del bebé al nivel de su pecho (véase el Capítulo 4.) Cerciórese de colocarse en una posición cómoda antes de comenzar a amamantar al bebé, y no sienta reparo en pedir ayuda. A medida que su incisión sana y usted recupera su movilidad, el amamantar a su bebé se volverá mucho más fácil, pero tenga en cuenta que necesitará descanso y ayuda adicional hasta que esté completamente recuperada.

◆ PARTOS PREMATUROS Y RECIÉN NACIDOS ENFERMOS

El suministrarle leche materna a un recién nacido prematuro o seriamente enfermo puede ser todo un reto, pero por lo general es posible y ciertamente es un modo efectivo de mejorar la salud, el crecimiento y el desarrollo del bebé. Incluso si su bebé no está en capacidad de amamantar inicialmente, usted puede comenzar por extraerse leche inmediatamente después del parto. Cuando el bebé esté en condición estable, se le puede alimentar con su leche ya sea mediante un tubo, dejándole que tome traguitos de un vasito o quizás de un biberón. Sea cual sea el modo en que se le dé la leche materna, ésta le suministra la mejor nutrición posible en un momento en que dicha ventaja logra una gran diferencia en la salud del bebé.

Las mamás de bebés prematuros producen una leche materna ligeramente distinta en composición, al menos en las primeras semanas, pero esta diferencia tiene el propósito de satisfacer las necesidades particulares del bebé. La leche prematura es más alta en proteína y sales, conteniendo distintos tipos de grasa para mejorar el desarrollo del cerebro y de los tejidos neurológicos del bebé. La leche materna es más fácil de digerir que la leche de fórmula y evita exponer el revestimiento de los intestinos del bebé, aún inmaduros, a la proteína de la leche de vaca que se encuentra en la leche de fórmula para prematuros. Los bebés prematuros alimentados con leche materna son menos propensos a

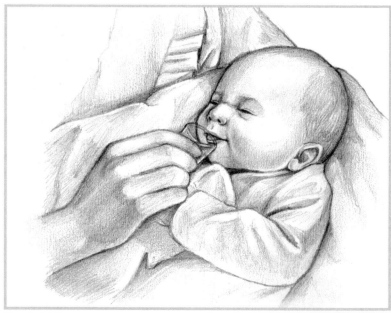

Si su bebé fue prematuro o nació con una enfermedad, puede ser
alimentado con la leche materna que usted se ha extraído ya sea
mediante un vasito, un tubo o un biberón.

desarrollar infecciones intestinales que los bebés alimentados con leche
de fórmula. Particularmente importante es el hecho de que la leche que
usted produce en los primeros días contiene altas concentraciones de
anticuerpos para ayudarle a su bebé a combatir infecciones. Aun cuando
su bebé todavía no pueda mamar, si se extrae leche desde el comienzo
logrará que su suministro de leche materna se mantenga hasta que el
bebé esté en capacidad de hacerlo.

El primer paso para suministrarle a su bebé leche materna, es buscar
el apoyo del personal médico que atenderá al niño en el hospital.
Notifique al pediatra o neonatólogo su deseo de lactar al bebé y de que le
suministren al niño la leche que usted se va a extraer. El médico podrá
hacer los arreglos necesarios para que alimenten al bebé con su leche
extraída o para que usted pueda amamantarlo en la sala de neonatología
(muchos hospitales ahora cuentan con áreas privadas para mamás que
amamantan a sus bebés.) Después, pida la ayuda de la enfermera de su
bebé o de la especialista en lactancia de la unidad de cuidados intensivos

neonatales. Estas experimentadas integrantes de su equipo de apoyo pueden mostrarle cómo ensamblar y usar un extractor de leche eléctrico, cómo extraerse leche de modo eficiente y aconsejarle sobre el modo correcto de almacenar la leche materna (véase el Capítulo 9). Si está en capacidad de amamantar al bebé directamente, pueden ayudarle a ajustar la posición al tamaño pequeño de su bebé para poder darle el pecho.

Si su recién nacido es demasiado pequeño o está muy enfermo para darle de lactar en un comienzo, o si su condición al nacer impide que lo amamante directamente, verá que un extractor de leche eléctrico tipo hospitalario es el modo más efectivo de extraerse leche y de establecer y mantener un suministro de leche adecuado. El hospital pondrá a su disposición un extractor mientras aún esté allí, y posteriormente usted puede alquilar o comprar uno para usarlo en casa. El extractor que use debe crear una acción de extraer leche y no simplemente de succionar. Tan pronto como sea posible luego del parto, extráigase leche a intervalos regulares, aproximadamente en aquellos momentos en que su bebé podría ser alimentado. Procure extraerse leche al menos seis u ocho veces al día, lo que permite la estimulación del pezón y promueve la producción de leche. Si usa un extractor con doble bomba podrá

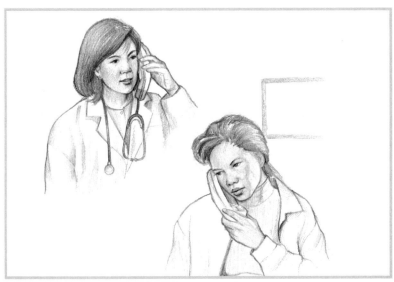

Pida al pediatra o a otros miembros de su equipo de apoyo que le brinden la ayuda necesaria para lactar a su hijo.

extraerse leche de ambos pechos a la vez. La mayoría de las mujeres encuentran que el extractor con doble bomba produce la mayor cantidad de leche en el menor tiempo. Al usar el extractor, continúe bombeándose por varios minutos después que su leche deje de fluir, para estimular un aumento en la producción láctea.

Darse masajes al pecho antes de usar el extractor y durante el procedimiento, puede incrementar el flujo de leche. Para hacerlo, hága movimientos pequeños y circulares con la punta de los dedos, comenzando por los bordes externos de la mama, cerca de la pared del tórax, y acercándose poco a poco al centro del pecho. El masaje debe ser suave para evitar producir fricción en la superficie de la piel o que al darse masaje a fondo, se sienta dolor.

Tenga en cuenta que al comienzo sólo se extraerá pequeñas cantidades de calostro, pero esta sustancia de refuerzo inmunológico es extremadamente benéficiosa para el bebé. Una vez que su suministro de leche aumente, la cantidad que se extraiga probablemente fluctuará de un día a otro. Como resultado, usted deberá aumentar el número de veces al día que se extraiga leche para así mantener un suministro óptimo. Estas fluctuaciones son normales, sólo que son más visibles al extraerse leche que al amamantar directamente al bebé. Tenga la tranquilidad de que una vez que su bebé comience a amamantar, su producción de leche tenderá a aumentar. Para tener una producción de leche copiosa, trate de descansar todo lo posible, beba una cantidad adecuada de líquidos y reduzca al mínimo el estrés.

Su bebé podrá ser alimentado con la leche materna que usted se ha extraído a través de un tubo que pasa por la nariz o la boca hasta llegar al estómago del niño, o bien mediante un vasito o biberón pequeño, dependiendo de la política de la unidad de cuidado intensivo neonatal de su hospital. Ocasionalmente, los bebés pequeños alimentados con biberón pueden comenzar a preferir el biberón, con el que obtienen leche de modo más rápido y con menos esfuerzo que al mamar. Algunos de estos bebés más tarde se niegan a lactar, una situación conocida como *confusión entre pezón y la mamadera* o *preferencia de la mamadera.* Durante el período en que su bebé esté usando un método de alimentación alterno, puede empezar a familiarizarlo con la lactancia materna al arrullarlo y acercarlo a sus pechos desnudos siempre que sea posible y permitirle que los huela y los chupe. Esto, por supuesto, sólo debe hacerse cuando el neonatólogo o pediatra dé su visto bueno. Muy pronto usted podrá avanzar hacia un suplementador de lactancia u otro artefacto que haga pasar la leche materna que usted se ha extraído a un biberón o jeringa a través de un tubito que está adherido a un lado de su pezón. Con el tiempo, su bebé deberá empezar a alimentarse parcialmente del tubo y parcialmente de su pecho, y, finalmente, comenzará a agarrarse al pecho y mamar activamente.

Las primeras sesiones de lactancia probablemente serán más exitosas si las programa para el momento en que su bebé esté más despierto y alerta, pero calmado. Ensaye distintas posiciones de lactancia (véase el Capítulo 4) para descubrir cuál es la que se adapta mejor a ambos. Un bebé prematuro suele cansarse bastante rápido, así que estas primeras tomas probablemente serán breves. (Puede emplear el resto del tiempo que le quede junto a su recién nacido para arrullarlo, mecerlo, cantarle y jugar con él.) Trate de amamantarlo tan a menudo como sea posible y siga extrayéndose leche para que lo alimenten en su ausencia. Las sesiones frecuentes de lactancia y la extracción de leche le ayudarán a mantener el suministro de la misma. Un número creciente de hospitales hoy dia aceptan que las madres pasen la noche con su bebé la víspera o

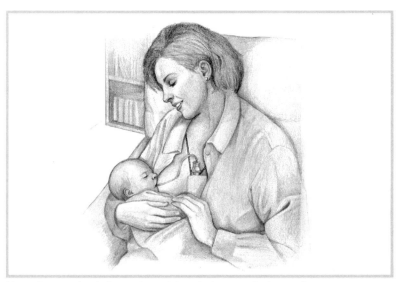

Un suplementador de lactancia suministra leche a través de un tubo adherido junto al pezón.

las dos noches previas a que vaya a ser dado de alta de la unidad de cuidado intensivo neonatal, lo que les permite empezar a aprender el ritmo de lactancia de su pequeño hijo durante el día y la noche, así como otros aspectos del cuidado infantil antes de irse a casa. Tal experiencia puede facilitar la transición del hospital a la vida doméstica tanto para usted como para su bebé.

Es natural que quiera concentrarse en hacer la transición de extraerse su leche materna a amamantar al bebé directamente, pero debe comprender que el personal médico del hospital quiere cerciorarse de que el niño recibe las calorías y la nutrición adecuadas antes de marcharse a casa. Para alcanzar un crecimiento adecuado y tener huesos fuertes con suficiente calcio, los neonatólogos pueden enriquecer la dieta de los bebés prematuros más pequeños agregando nutrientes suplementarios a la leche materna, a menudo en la forma de fortificantes de venta comercial. Ocasionalmente, los médicos podrían decidir alimentar a un infante con leche de fórmula especialmente hecha para bebés prematuros, a veces alternando la fórmula con la leche de la madre. Incluso si su bebé no está recibiendo ningún tipo de alimentación debido a complicaciones médicas, siga extrayéndose leche y congélela para usarla posteriormente, lo que le permitirá mantener su producción de leche. Durante sus charlas con el pediatra, no olvide hacer énfasis en su deseo de amamantar al bebé cuando sea médicamente apropiado.

Cuando su bebé salga del hospital y llegue a casa, es posible que tenga que seguir usando el extractor de leche por lo menos un mes más (especialmente si las tomas son cortas). Esto le permitirá almacenar leche materna para tomas adicionales y mantener un suministro adecuado de leche, especialmente a medida que su bebé crezca y aumenten sus necesidades. En esas primeras semanas, intente amamantar a su bebé cada vez que éste muestre interés, incluso si tan sólo ha pasado una hora o una hora y media. Por último, pida al pediatra o a una especialista en lactancia que vuelva a revisar su técnica de lactancia poco después de que el bebé ha llegado a casa.

El cuidar a un bebé prematuro o enfermo o el aprender a amamantarlo desgasta emocionalmente a cualquiera en el rol de nueva mamá. Es una buena idea comunicarse con grupos de apoyo en su área que se especialicen en la condición de su bebé. Otras madres son a menudo la fuente más valiosa de información. Cerciórese, además, de que su pareja y demás miembros de la familia entiendan las enormes ventajas de la lactancia materna para un bebé prematuro o un recién nacido enfermo que está hospitalizado. El apoyo emocional y práctico de sus seres queridos le serán de gran ayuda para alcanzar sus metas de lactancia materna.

◆ GEMELOS O MÁS BEBÉS

Un parto múltiple ciertamente no es un "problema" en el sentido tradicional de la palabra, pero si usted es la nueva madre de gemelos, trillizos o más bebés nacidos en un mismo parto, le puede preocupar cómo se las arreglará para amamantarlos a todos. Si tuvo gemelos, puede amamantarlos al mismo tiempo si sostiene a un bebé de cada lado usando la posición de rugby o futbol americano (véase el Capítulo 4) o acunando a ambos niños frente a usted con los cuerpos de los dos entrecruzados.

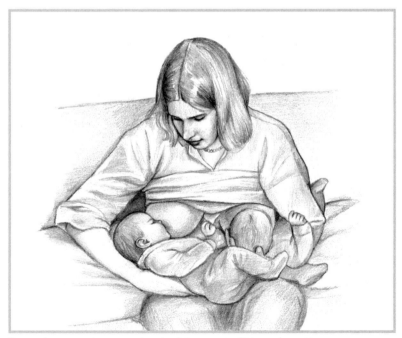

Se puede amamantar a gemelos simultáneamente. Esta madre está usando tanto la posición de cuna como la posición de "rugby" o futbol americano.

Es posible que además de amamantar, tenga que extraerse leche, puesto que los múltiples a menudo nacen prematuramente y necesitan de un cuidado especial. Un extractor de leche del tipo hospitalario le ayudará a aumentar al máximo su suministro de leche hasta que sus bebés se hayan ajustado por completo a la lactancia y estén ganando peso apropiadamente. Su especialista en lactancia, el club local de madres de gemelos o la Liga de La Leche pueden ayudarla a encontrar dicho extractor y ofrecerle otros datos útiles. Mientras tanto, cerciórese de que el pediatra lleva un monitoreo del peso de los bebés para garantizar que cada uno esté obteniendo una cantidad adecuada de leche materna con el fin de ganar el peso indicado.

Si tuvo trillizos, también puede amamantarlos. Pero no se desanime si el pediatra le recomienda darles tomas suplementarias con leche de fórmula. El modo más efectivo quizás sea amamantar a dos bebés a la vez y darle al tercero un biberón con leche de fórmula o leche materna. A la siguiente toma, déle la leche de fórmula a otro bebé. Los tres bebés (o más) deberán tener la oportunidad de mamar. Y es particularmente importante que usted obtenga el descanso adecuado y una buena ayuda con los oficios domésticos y el cuidado de los bebés para que así pueda establecer y mantener un suministro de leche para todos los niños.

CONSIDERANDO SU PROPIA SALUD

Para algunas nuevas mamás, las inquietudes acerca de la lactancia materna no giran alrededor de la condición física del bebé sino en su propia condición física. Puesto que algunas enfermedades infecciosas se pueden transmitir al bebé a través de la leche materna, es importante que hable de su historial de salud con su médico y el pediatra del bebé. La Academia Americana de Pediatría (AAP) y los centros para el Control y la Prevención de Enfermedades (CDC, por sus siglas en inglés), aconsejan a las madres que viven en los Estados Unidos que están infectadas con el VIH (virus de inmunodeficiencia humana) que no den de lactar a sus hijos, puesto que el virus puede pasar al bebé a través de la leche materna. Sin embargo, estas mujeres pueden alimentar a sus bebés con leche materna donada, que se ha obtenido de madres libres del VIH o de otras enfermedades infecciosas y que ha sido procesada en un banco de leche materna.

Si usted está infectada con hepatitis B, su bebé debe recibir la vacuna contra la hepatitis B —junto con la inmunoglobulina de la hepatitis B (HBIG por sus siglas en inglés)— tan pronto como sea posible después del parto. El aplicar estas dos inyecciones en un lapso de doce horas después del parto es altamente efectivo en la prevención y diseminación de la hepatitis B de madre a infante, y se recomienda ya sea que se vaya a amamantar al bebé o no. El virus de la hepatitis B se ha detectado en la leche materna, pero no se ha demostrado que la lactancia en sí aumente el riesgo de infectar al bebé. La AAP establece que la infección materna con hepatitis B es compatible con la lactancia y no hay por qué retrasar la misma hasta que el bebé sea inmunizado contra la hepatitis B.

Tanto la Academia Americana de Pediatría como los Centros para el Control de Enfermedades establecen que la infección con la hepatitis C es compatible con la lactancia materna. Aunque un infante puede infectarse con hepatitis C durante el embarazo o el parto, la lactancia no aumenta el riesgo de infección.

Otros tipos de infecciones deben ser evaluadas por su obstetra, pediatra o médico de familia, pero muy pocas se interponen a la lactancia materna. Esto se aplica incluso cuando la infección o inflamación involucra a los senos en sí, como es el caso de la mastitis, una infección de un segmento del seno. Esta condición se suele tratar con antibióticos, lactancia frecuente o extracción de leche con un extractor, un adecuado insumo de líquidos, calmantes para el dolor y descanso.

Si usted padece de tuberculosis, puede amamantar a su bebé siempre y cuando esté tomando medicamentos en ese momento. Las mamás que padecen de tuberculosis y no han recibido tratamiento al momento del parto, no deben amamantar sino hasta que hayan iniciado un tratamiento apropiado con medicamentos y ya no sean contagiosas. Si tiene una prueba de tuberculina positiva pero sus radiografías de pecho son normales, hable con su médico para ver si necesita ser tratada con medicinas, pero aun así puede darle el pecho a su bebé.

◆ CÁNCER

Si la han diagnosticado con cáncer mamario en el pasado y ha recibido tratamiento para tal fin, le pueden preocupar los efectos que la lactancia tenga tanto en usted como en su bebé. El haber tenido cáncer mamario no significa que no pueda lactar a su bebé. Si le practicaron una mastectomía, puede amantar al bebé con el otro pecho. Si le extirparon un tumor del seno o le administraron radioterapia, aún puede tratar de amamantar al bebé con ese pecho. Sin embargo, es posible que su producción de leche sea menor. Comente siempre con el médico cuáles con sus opciones de lactancia.

¿Qué es esto?

DESCUBRIENDO UNA PROTUBERANCIA AL MOMENTO DE AMAMANTAR

A algunas mujeres se les obstruyen los conductos lácteos. Esto puede ser doloroso o molesto al tacto, pero se puede tratar fácilmente (véase el Capítulo 8). Además, los pechos que lactan pueden tener protuberancias. Sin embargo, no ignore una protuberancia o masita en su pecho que se desarrolle durante la lactancia y que no desaparezca con un masaje suave, al lactar o al extraerse leche. Una pequeña masa podría ser el primer síntoma de cáncer mamario y debe ser evaluado por su médico. Es más difícil para un radiólogo interpretar una mamografía durante la lactancia. No obstante, los auto-exámenes de las mamas y el examen médico anual deben seguir haciéndose durante el curso de la lactancia.

Es posible seguir amamantando al bebé mientras se somete a mamografías y otros procedimientos de diagnóstico, incluyendo ultrasonidos y biopsias, aunque a veces es necesaria una interrupción temporal. Si le extirpan una protuberancia o quiste, por lo general no hay riesgos en seguir amamantando al bebé luego del procedimiento. Supervise el peso que gana su bebé, puesto que las incisiones quirúrgicas pueden afectar los conductos lácteos y los nervios relacionados con la producción y liberación de leche.

◆ CIRUGÍA DE LOS SENOS

En el pasado, ha surgido inquietud sobre cuán seguro es amamantar después de haberse hecho una cirugía para aumentarse el tamaño de los senos con implantes. Sin embargo, no hay evidencia de que los implantes de silicona causen daño algúno al bebé y los implantes más modernos (rellenos de solución salina) tampoco causan ningún problema. En la mayoría de los casos, la cirugía plástica para aumentar el tamaño de los senos no debe interferir significativamente con la habilidad para amamantar, siempre y cuando los pezones no hayan sido movidos de lugar y no se hayan cortado los conductos lácteos. No obstante, cuando ha habido una cirugía de los senos previa, el bebé necesita ser monitoreado de cerca para cerciorarse de que esté obteniendo suficiente leche.

Es más probable que la cirugía plástica para reducir el tamaño de los senos interfiera con la lactancia materna, especialmente si los pezones fueron removidos y vueltos a colocar durante el curso de la cirugía, con lo que se cortaron ductos o nervios. Sin embargo, muchas mujeres que han tenido este tipo de cirugía de los senos pueden amamantar a sus hijos. Si le han practicado cualquier procedimiento quirúrgico en los senos, aunque haya sido tan sólo una biopsia, es importante que lo comunique a su médico, pero no dude en comenzar a amamantar al bebé, cerciorándose de que su pediatra o médico de familia supervise de cerca al bebé para verificar que esté recibiendo suficiente leche materna.

◆ MANTENIENDO SU SUMINISTRO DE LECHE

Si no puede amamantar a su bebé temporalmente debido a una enfermedad seria o por estar tomando medicinas contraindicadas, mantenga su suministro de leche extrayéndose leche ya sea a mano, con un extractor manual (véase el Capítulo 9) o con un extractor eléctrico (véase el Capítulo 10). Obviamente, este proceso no es lo mismo que amamantar al bebé directamente, y puede parecer sin sentido si la leche materna debe ser desechada mientras su bebé recibe leche que usted se ha extraído previamente, leche materna donada o leche de fórmula. Pero recuerde que mientras su enfermedad no durará mucho, la lactancia puede prolongarse por meses o años. Al usar un extractor para mantener su producción de leche, usted puede garantizar una continua relación de lactancia con su bebé después de que se recupere y por un buen tiempo por venir. En raros casos, cuando la madre está incapacitada para extraerse leche debido a una enfermedad seria, el personal del hospital puede extraerle leche para mantenerla cómoda, disminuir el riesgo de que contraiga una infección de las mamas y garantizar una continua producción de leche.

◆ OBTENIENDO AYUDA E INFORMACIÓN

Sean cuales sean sus inquietudes acerca de la lactancia —ya sea porque su bebé fue prematuro, porque está preocupada acerca de los efectos de una pasada cirugía de los senos o porque le inquieta que una enfermedad o infección sea transmitida a su hijo a través de la leche materna— es vital comunicar su historial médico completo al pediatra de su hijo y a su médico, haciendo énfasis en su deseo de amamantar al bebé en lo posible. Puesto que algunos profesionales médicos no son tan conocedores de los beneficios potenciales de la lactancia para niños enfermos o muy prematuros, es posible que usted tenga que suministrarles información que respalde su posición. (Encontrará información relevante en la página electrónica de la AAP, www.aap.org o de la Liga de La Leche. Véase "Recursos sobre Lactancia" para obtener información sobre posibles contactos.) Si la lactancia directa no parece factible ahora o en el futuro, pida a su pediatra que le ayude a explorar las mejores alternativas, incluyendo extraerse leche materna para alimentar al bebé mediante tubo o biberón; combinar la leche materna con tomas adicionales de leche de fórmula o alimentar al bebé con leche materna obtenida de un banco de leche. El hospital donde vaya a dar a luz debe estar en capacidad de suministrarle un extractor de leche eléctrico tipo hospitalario si necesita uno mientras esté allí, pero de cualquier forma necesitará su propio extractor cuando llegue a casa. La especialista en lactancia del hospital puede ayudarla a buscar uno.

MEDICINAS: QUÉ TOMAR Y QUÉ NO TOMAR MIENTRAS ESTÉ LACTANDO

Después del parto, muchas mujeres sienten alivio al pensar que si toman un calmante para el dolor o una pastilla para el resfriado ya no afectarán negativamente el desarrollo del feto. Aun así, si usted está lactando al bebé y planea tomar algún tipo de droga —ya sea con receta o sin receta médica— cerciórese de obtener la aprobación de su obstetra o pediatra. La mayoría de los medicamentos se pueden tomar de modo seguro durante la lactancia materna, pero algunos pueden ser peligrosos para su bebé y no necesariamente son los mismos que eran peligrosos durante el embarazo. Su médico es la mejor fuente actualizada de información sobre qué medicamentos son seguros para usted en estos momentos.

Aún se desconoce mucha información sobre los efectos a largo plazo de diversos tipos de medicamentos. Por esta razón, es importante que mientras esté lactando a su bebé tome medicinas sólo cuando sea absolutamente necesario, use las drogas más seguras y tome la dosis más baja posible. Siempre que sea posible, use medicinas de acción rápida en lugar de las variedades de acción prolongada. Es mejor tomar las medicinas de acción rápida inmediatamente después de una sesión de lactancia, mientras que las medicinas de acción más prolongada deben ser tomadas justo después de la última toma de la noche del bebé o antes de su período de sueño más largo. Al tomar cualquier medicina, vigile de cerca las reacciones de su bebé, incluyendo pérdida de apetito, diarrea, falta de sueño, llanto excesivo, vómitos o erupciones de la piel. Llame al pediatra de inmediato si alguno de estos síntomas aparece. En caso que el médico necesite recetarle a usted una medicina potencialmente nociva por un corto tiempo, puede extraerse leche antes de tomar la medicina y luego almacenarla. Posteriormente puede volver a extraerse la leche que contiene los rastros de medicina y descartarla, hasta que su cuerpo quede libre de esa sustancia. El periodo de tiempo necesario para que su organismo quede libre de la sustancia varía según el tipo de medicina en particular, pero su doctor o farmaceútico pueden aconsejarle al respecto.

◆ CONTROL NATAL

La lactancia frecuente y como única fuente de nutrición para el bebé (sin darle agua, jugo, leche de fórmula u otro suplemento), y que incluya por lo menos una toma nocturna, reduce significativamente la posibilidad de que la madre vuelva a quedar embarazada durante los primeros seis meses

Hierbas Medicinales y Medicinas Homeopáticas

Muchos estadounidenses están acostumbrados a recurrir a remedios homeopáticos para tratar enfermedades rutinarias, particularmente cuando les preocupan los efectos secundarios asociados con las medicinas convencionales. Sin embargo, sólo porque un remedio sea "natural" no significa que sea seguro para las madres que dan de lactar y sus bebés. En muchos casos, muy poca investigación científica se ha hecho con relación a las implicaciones de tales remedios durante la lactancia. En los Estados Unidos, la Administración de Alimentos y Drogas (FDA) no regula los remedios homeopáticos, las hierbas medicinales ni los remedios naturistas, lo que significa que el gobierno no supervisa estos productos para garantizar su pureza ni se cerciora de si presentan sustancias tóxicas. Se cree que ciertas sustancias crean efectos negativos como un aumento de la presión arterial y una reducción del suministro de leche materna al tomarse en grandes cantidades. Es mejor tratar los remedios homeopáticos del mismo modo como trataría cualquier otro medicamento. Absténgase de ingerir hierbas u otros medicamentos homeopáticos (aparte de los tés de hierbas que se producen a nivel comercial) a menos que su médico de familia, obstetra o pediatra lo haya aprobado. Tome las sustancias aprobadas en las dosis más pequeñas posibles y observe cuidadosamente a su bebé para detectar cualquier reacción negativa. Cerciórese de que su doctor y el pediatra del bebé tengan conocimiento de todos los remedios que usted esté tomando.

después del parto. Sin embargo, luego de una seis semanas, más o menos, puede empezar a usar píldoras anticonceptivas si su suministro de leche está firmemente establecido y ha comentado el tema con su obstetra o ginecólogo. Aunque no se han demostrado efectos nocivos en bebés cuyas madres han usado anticonceptivos hormonales, las investigaciones han demostrado que las píldoras anticonceptivas con altas dosis de estrógeno pueden reducir el suministro de leche. Las píldoras que sólo contienen progestina (a menudo conocidas como mini-píldoras) son menos propensas a interferir con la lactancia materna, aunque producen más efectos secundarios en la madre. Los efectos varían de una mujer a otra y según el tipo de píldora, así que antes de comenzar a tomar anticonceptivos debe comentar las posibles implicaciones con su médico. También podría contemplar el uso alternativo de condones, un diafragma o una cápsula cervical y espermaticida, ya que estos métodos de control natal tienen menos probabilidad de interferir con su suministro de leche.

VOLVER A COMENZAR: REANUDACIÓN DE LA LACTANCIA MATERNA

Cada madre suspende la lactancia materna por diversos motivos. Algunas pueden decidirse desde el comienzo a no amamantar o pueden experimentar problemas que las hacen optar por un destete prematuro y no planeado. Separarse del bebé debido a una hospitalización u otras causas puede conducir a una disminución del suministro de leche a pesar de que la madre use el extractor. Un desequilibrio en el ritmo de lactancia o un estado de estrés al que no se le ha buscado solución pueden afectar la bajada de la leche. Sea cual sea la razón del cese de la lactancia, a veces es posible reanudar la misma, si no para nutrir por completo al niño, al menos lo suficiente como para mantener la relación de lactancia. Esto puede ser particularmente importante si al dejar de amamantar al bebé, descubre que éste no tolera las fórmulas infantiles.

La reanudación de la lactancia funciona mejor si usted dio a luz hace relativamente poco tiempo (particularmente si su hijo es menor de tres meses de edad) o si su suministro de leche ha sido bajo o inexistente sólo por un período corto de tiempo. Aunque los médicos podrían recetar drogas como metoclopramide a las madres adoptivas que no han amamantado previamente (véase el recuadro de la próxima página) o a las madres que intentan reanudar la lactancia, el constante mamar del bebé y otras formas de estimulación del pezón, tal como un extractor de leche eléctrico, son de importancia crítica para establecer o restablecer el suministro de leche.

Si está tratando de reanudar la lactancia, amamante al bebé con frecuencia, cada vez que dé muestras de tener hambre tales como fruncir la boca, hacer movimientos de succión o estar más activo y alerta. Es posible que tenga que amamantar al bebé de ocho a diez veces al día o incluso más, con dos o más tomas nocturnas por cerca de quince a veinte minutos por sesión. Si su bebé no está ansioso por amamantar mientras usted trata de cimentar su suministro de leche, ofrézcale refuerzos positivos utilizando un suplementador de lactancia para suministrarle leche de fórmula o leche donada de un banco de leche materna. También debe tratar de estimular sus pechos con masajes y un extractor de leche de buena calidad.

No espere que este proceso tenga resultados instantáneos. Su bebé podría resistirse a amamantar por una o dos semanas antes de que se vuelva a instaurar el proceso de lactancia y, además, su suministro de leche puede tardar semanas en aumentar. Para tener mejores probabilidades de reanudar la lactancia, trate de que sus sesiones de lactancia sean relajadas y placenteras tanto para usted como para el niño. Tome suficientes líquidos y trate de llevar una dieta adecuada. Pida ayuda a su obstetra o pediatra, a una voluntaria de la Liga de La Leche o una especialista en lactancia, así como a familiares y amigas que puedan haber experimentado el mismo proceso.

Reanudar la lactancia no siempre significa volver a amamantar al bebé como su única fuente de nutrición. Puesto que la producción de leche materna bien puede ser menor de lo que era originalmente, es posible que tenga que darle algún alimento suplementario al bebé, ya sea leche materna de un banco donante, leche de fórmula o alimentos sólidos si el bebé tiene más de seis meses. Si el bebé no es alérgico a la leche de vaca, ésta se le puede dar a partir del primer año de edad. Mientras tanto, es de importancia crucial que lleve un control del peso que ha ganado el bebé así como de otros signos que indiquen que está obteniendo suficientes calorías y una nutrición adecuada. Cerciórese de que su pediatra o médico de familia sepa cuál es su situación de lactancia y lleve al niño a los chequeos necesarios.

Induciendo la lactancia en las madres adoptivas

Un número creciente de madres adoptivas están interesadas en lactar a sus bebés mediante lactancia inducida.

No existen drogas específicamente aprobadas por la Administración de Drogas y Alimentos para inducir o mejorar la lactancia. Sin embargo, algunos medicamentos típicamente recetadas por otras razones, tal como la droga metoclopramide, también han demostrado estimular o incrementar la producción de leche. Tales medicamentos deben ser recetados por un médico y tienen efectos secundarios, así que es probable que su médico quiera revisar su historial clínico antes de recetarlos. Algunas hierbas medicinales, disponibles ya sea en cápsulas o tés, han sido usadas por madres en los Estados Unidos y otros países para estimular o incrementar el suministro de leche. Pregunte a su médico o especialista en lactancia sobre hierbas medicinales antes de considerar su uso. (Tenga en cuenta que las hierbas medicinales no están reguladas en los Estados Unidos en su contenido, pureza o posibles contaminantes.)

Cualquier medicamento que use debe estar acompañado de estimulación regular de los pezones con un extractor de leche cada dos o tres horas. Una vez que llegue su bebé, puede estimularlo a que chupe de su pecho, iniciando así una relación de lactancia a tiempo que estimula aún más su producción de leche. Aunque no existe un modo de predecir si su producción de leche alcanzará niveles suficientes como para satisfacer por completo las necesidades de su bebé, muchas madres adoptivas dan de lactar a sus bebés felizmente con la ayuda de un suplementador de lactancia que suministra leche materna donada o leche de fórmula.

¡QUÉ BEBÉ TAN GRANDE!
LA RECOMPENSA A LA PERSISTENCIA

—¿Dónde está mi nietecito? —preguntó la suegra de Katty con emoción al entrar en la casa, dándole a su hijo y nuera un abrazo rápido—. No he visto a Luis Alberto en seis meses y me muero por darle un beso.

—Aquí está, Dora —dijo Katty intercambiando una sonrisa con su esposo—. Está jugando con los bloques que le mandaste, ¿ves?

Dora espió a su único nieto sentado en un rincón de la sala y al verlo se le iluminó el rostro con sorpresa. —¡Qué *grande* está! —exclamó—. ¿Qué pasó? Debe haber ganado como veinte libras desde que nació.

—No, sólo diez —dijo Miguel orgullosamente alzando a su hijo. Luis Alberto se aferró al bloque con el que estaba jugando, contemplando intensamente a la desconocida que le sonreía de oreja a oreja. —Ajj —exclamó el bebé autoritariamente, lanzando el bloque al piso.

—Y también es un genio —comentó su abuela, extendiendo los brazos y cargándolo—. Debe haberlo heredado de su mamá—agregó guiñándole un ojo a Katty—. Ven muchachón. Vamos a sentarnos en la cocina. Te tengo una sorpresa.

Sonriendo, Katty siguió a su familia a la cocina. Luis Alberto ahora se veía extraordinariamente saludable y alerta, reflexionó, especialmente al compararlo con lo pequeñito que era cuando nació. Era difícil creer que el desarrollo de un bebé pudiera darse tan rápidamente, sobre todo después de un comienzo tan duro. Katty estaba convencida de que todo el amor y la atención que le prodigó a su bebé, junto con los beneficios nutricionales y de salud de la leche materna, desempeñaron un papel importante. En retrospectiva, Katty se complacía ahora más que nunca de haber estado determinada a amamantar a Luis Alberto, a pesar de que tuvo que convencer a su familia de que la lactancia materna era lo mejor para su hijo prematuro. El resultado, al final, era un niño saludable y feliz, un padre orgulloso y una madre que tenía la satisfacción de haber hecho lo mejor por su bebé.

CAPÍTULO 6

Regresando a casa

"La lactancia materna es un arte, y como todo lo nuevo, necesita de cierto tiempo para que marche bien. Las nuevas mamás y bebés deben aprender a hacer que la relación de lactancia sea exitosa. La única forma de triunfar es la determinación".

—Linda, 28 años, mamá de Mónica

—¡Abuelita, ya llegaron! —Ángela y su esposo Pablo oyeron que su hijo Javier, de 4 años, anunciaba su llegada aun antes de que abrieran la puerta del frente. Ángela llevaba en brazos a su hijita recién nacida, Sofía, apretándola un poco más al entrar a la sala, preparándose para la embestida física de su emocionado hijo preescolar. —¡Déjamela ver! —dijo Javier tirando de la frazada para revelar los ojos muy abiertos y el ceño fruncido de su hermanita—. Se parece a ti, papi—. Cuando Sofía comenzó a llorar a todo pulmón, el pequeño Javier agregó: — ¡También suena como tú!

—¿Quieres que te traiga algo, querida? —preguntó la mamá de Ángela entrando a la sala y sonriéndole a la bebita. Ya había visto a Sofía durante sus varias visitas al hospital y ahora estaba ansiosa de darles la bienvenida a casa a su hija y a su nieta.

—No gracias, mamá —dijo Ángela hundiéndose en su sillón favorito—. Creo que Sofía tiene hambre. Voy a darle de comer y después charlamos—. Mientras Pablo se iba a la habitación a buscar el taburete que Ángela había usado al amamantar a Javier cuando era bebé, Ángela se levantó la blusa, se abrió la solapa frontal de su sostén de lactancia y se cercioró de que Sofía estuviera bien agarrada al pecho. Ángela no se sorprendió de ver que Javier la observaba atentamente. Los dos habían charlado un poquito durante el embarazo sobre cómo le daría de comer a su nueva hermanita; del mismo modo que alguna vez lo había alimentado a él. Habían leído unos cuantos libros infantiles sobre la llegada de un bebé a casa y habían hablado sobre los diversos sentimientos que Javier podría experimentar hacia Sofía. Ángela entendía que el interés de su hijo ahora era producto de una curiosidad natural acerca del proceso de lactancia. Le había inquietado que Javier se sintiera celoso cuando viera por primera vez a Sofía mamando de su pecho. Pero por lo pronto tan sólo parecía interesado, e incluso encantado, por la escena que estaba presenciando.

—¿Qué está tomando? —preguntó Javier en susurro mientras Sofía mamaba del pecho de su madre.

Ángela sabía que su hijo conocía la respuesta, pero de cualquier modo él quería una confirmación. —Tu hermanita está tomando la leche especial de mami —le dijo sonriendo—. Así crecerá, se pondrá fuerte y no se enfermará. Es lo mismo que tú comías cuando eras bebé.

La respuesta pareció dejar satisfecho a Javier, puesto que se volteó repentinamente y salió corriendo a la cocina.

—¡Abuelita! —gritó—. ¿Me puedo comer una de las galletas que le hicimos a mami?

UN COMIENZO SANO

Ya sea que otros niños la estén esperando en casa o no, su regreso será un momento trascendental para usted, su pareja y ciertamente su pequeño bebé. Usted iniciará o continuará una vida familiar en común y todos los planes y expectativas que se había hecho para este momento con suerte se cristalizarán. Si éste es su primer hijo, necesitará tiempo para aprender a incorporar la lactancia materna a su vida cotidiana. Tendrá que familiarizarse con el estilo único de lactancia de su bebé, responder a sus cambiantes ritmos y necesidades de lactancia y aprender a satisfacer sus propias necesidades de sueño, nutrición apropiada y compañía de una persona adulta durante el proceso. Si hay otros niños en casa, deberá hacer todo esto a la vez que cuida al resto de su familia. Sea cual sea su situación doméstica, es importante que se dé tiempo para ajustarse a sus nuevas circunstancias, recuperar sus fuerzas y energía, practicar las técnicas y posiciones de lactancia que aprendió recientemente y aprender a conocer a su nuevo bebé. Todo esto puede parecer abrumador, pero usted aprenderá a asumirlo. Para la mayoría de mujeres, los placeres de la lactancia —el saber que le están dando a su bebé el mejor comienzo posible, sentir la cercanía con su recién nacido que brinda el momento y experimentar la maternidad del modo más natural de todos— hacen que el esfuerzo valga la pena.

UN LUGAR ESPECIAL PARA UN MOMENTO ESPECIAL: ESTABLECIENDO LA RUTINA DE LACTANCIA

Es emocionante observar las reacciones de un bebé hacia el mundo al que acaba de llegar. Al observar a su recién nacido maravillarse ante las personas y objetos que lo rodean, acurrucarse en su pecho con un plañido de placer y ocasionalmente sobresaltarse de miedo, usted podría sentir que está experimentando muchas de esas mismas emociones. Durante los primeros días y semanas en casa con su nuevo bebé, es posible que sus emociones oscilen entre la alegría y la incertidumbre, la confianza y la confusión, la emoción y la exasperación. Todos estos sentimientos son naturales y lógicos. Si sus reacciones emocionales durante el período de posparto son más extremas de lo que esperaba o de lo que puede asumir, debe comunicárselo a su médico. En general, entre más simple y predecible sea su rutina diaria a medida que va conociendo a su bebé y familiarizándose con la lactancia, será mejor para usted y su familia.

Aunque una de las grandes ventajas de la lactancia materna es su adaptabilidad —puede alimentar a su bebé prácticamente en cualquier lugar sin necesidad de equipo y sin demora alguna— es posible que el ajuste sea más fácil si escoge uno o dos lugares para darle de mamar al bebé en un comienzo. Durante el día, puede optar por un sofá o una silla de la sala o de la cocina, puesto que así podrá participar de la vida familiar mientras amamanta al bebé. Algunas nuevas mamás descubren que, el dar de mamar en la cama, con bastantes almohadas en qué reclinarse y el moisés a un lado, permite al bebé quedarse cómodamente dormido al final de una sesión de lactancia, a la vez que permite a la madre tomar una siesta.

¿Le das de comer al bebé con tu cuerpo?

DIALOGANDO CON LOS HERMANITOS

Muchas mujeres que amamantan a sus bebés recién nacidos se preguntan cómo reaccionarán sus demás hijos a las sesiones de lactancia. Asimismo les inquieta cómo podrán mantenerlos ocupados durante esas primeras y frecuentes tomas. No es aventurado asumir que todos sus hijos mostrarán una curiosidad sana acerca del sorprendente y hermoso modo de alimentar a un nuevo bebé. Siempre y cuando usted les explique el proceso de lactancia con un lenguaje sencillo, y asuma sus preguntas con un enfoque práctico, ese "momento familiar" puede convertirse en una experiencia positiva y educativa para todos.

No se sorprenda si sus demás hijos tienden a revolotear a su alrededor durante las sesiones de lactancia o si incluso tratan de montarse en su regazo. Si es posible, inclúyalos en el proceso contándoles que usted también los amamantó a ellos (si lo hizo), dándoles un pequeño abrazo con el brazo que le queda libre, relatándoles un cuento o viendo cómo le hacen un dibujo, trabajan en un cuaderno de actividades o juegan con algo. Incluso podría leerles uno de los libros infantiles sobre lactancia materna que figuran en "Fuentes de información sobre lactancia materna". Algunas mamás descubren que las sesiones de lactancia constituyen un maravilloso momento para escuchar grabaciones de música o cuentos infantiles con los hermanitos del bebé. De este modo, el momento de amamantar al bebé se torna en una oportunidad para acercarse a todos los niños, no sólo al más pequeño. Los demás niños también se sentirán agradecidos de que se les dé la oportunidad de expresar los sentimientos de cercanía que inspira la lactancia materna haciendo tareas sencillas cerca de usted como doblar la ropa recién lavada, traerle un vaso con agua, cargar al bebé mientras usted se prepara a amamantarlo, o, en general, contribuir con el cuidado de la familia.

Si su hijo pequeño o preescolar le pregunta si puede mamar de su pecho, la decisión obviamente es suya. En la mayoría de los casos, un niño que ya no sea amamantado encontrará que la experiencia es demasiado extraña como para repetirla luego de un intento. Lo más seguro es que se le haya olvidado cómo mamar y saldrá corriendo y satisfecho después de un rápido experimento.

Si cuando nazca su bebé tiene otro hijo pequeño (de uno o dos años) que aún no quiera renunciar a su pecho, o si usted considera que no ha llegado el momento de empezar a destetarlo, podría tratar de amamantar a los dos paralelamente. De ser así, comente su decisión con el pediatra, de tal modo que el crecimiento del recién nacido sea evaluado de cerca. Tenga en cuenta que mientras el niño mayor recibe alimentos y líquidos de otras fuentes, el bebé depende enteramente de su leche materna como fuente de nutrición. Por lo tanto, debe ofrecerle el pecho primero a su bebé y amamantar al niño mayor sólo cuando el pequeño haya comido lo suficiente. Asimismo, supervise su propia nutrición y sus niveles de energía con más atención. Deberá comer lo suficientemente bien como para fomentar la producción de leche materna adicional y obtener el descanso necesario que le permita a su cuerpo asumir tanta demanda. El pediatra del bebé debe estar al tanto de todos estos asuntos para orientarla al respecto. Se preguntará si el recién nacido seguirá recibiendo la ventajas del calostro al amamantar a ambos niños paralelamente. Diversos análisis de leche materna indican que una madre que da a luz a un recién nacido produce calostro y leche diseñada para satisfacer las necesidades del recién nacido, aun cuando la madre siga amamantando a un niño pequeño. Esto le ofrece las ventajas deseables al recién nacido, pero no tiene consecuencias adversas para el niño mayor.

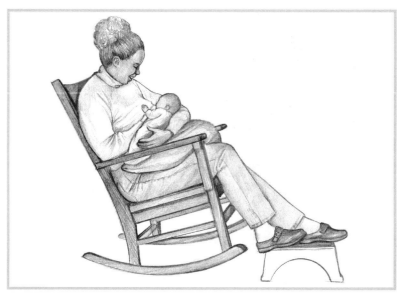

La transición de amamantar al bebé en el hospital a amamantarlo en casa es una experiencia enriquecedora y gratificante.

En muchas culturas, las madres que lactan duermen con sus bebés hasta que los destetan. La Academia Americana de Pediatría, sin embargo, ha expresado su preocupación por los posibles peligros de compartir una cama y dormir junto al bebé en ciertas condiciones. El compartir una cama es particularmente preocupante si la madre es obesa o consume substancias que puedan alterar su capacidad para despertarse, tales como drogas que alteran la mente o alcohol en exceso. Si decide dejar que su bebé duerma con usted en su cama, *nunca* deberá colocarlo boca abajo. Evite superficies blandas, almohadas y cobertores sueltos y aleje la cama de la pared y de otros muebles para evitar que el bebé quede atrapado. Nunca ponga a dormir al bebé en una cama de agua. Después de darle de mamar y antes de que usted se quede dormida, sería mejor que ponga al bebé de espaldas en un moisés.

Una vez que elija un par de sitios para amamantar al bebé, cerciórese de tener a la mano los artículos que necesitará —como toallitas húmedas y pañales— antes de comenzar a darle de comer. Tenga una botella con agua o alguna otra bebida cerca de usted, ya que las madres que dan de lactar deben tomar mucha agua u otros líquidos sin cafeína para evitar la sed. Si tiene niños mayorcitos, sería bueno tener una canasta con juguetes, libros de colorear y casetes con música para no tener que levantarse en medio de una sesión de lactancia. También es conveniente tener una libreta y un lápiz a la mano para llevar la cuenta de las tomas del bebé (o puede usar el registro de lactancia que aparece en el apéndice de este libro). Por último, aunque los estudios han demostrado que el contacto visual y otros tipos de comunicación durante la lactancia benefician el desarrollo cerebral del bebé (y también resulta gratificante para la madre), tal vez quiera tener una revista o el control remoto de la televisión a la mano para aquellos momentos en los que el bebé se queda dormido en sus brazos. Por supuesto, no es absolutamente necesario contar con cada uno de estos objetos, ni es indispensable crear una "zona de lactancia" formal para que la labor sea exitosa, pero el anticiparse a lo que podría necesitar o querer, puede hacer la vida más manejable en esos primeros días.

◆ TIEMPO PARA ESTAR A SOLAS CON SU BEBÉ

Una vez que ha empezado a amamantar al bebé en casa, es posible que sienta que esta labor no tiene pausa, particularmente durante el primer par de semanas. Aunque los bebés que son amamantados exhiben una amplia gama de patrones de lactancia normales (y estos patrones a menudo difieren incluso de un día a otro), muchos bebés comienzan a comer cada hora o cada dos horas a medida que aprenden a mamar efectivamente y al tiempo que el suministro de leche materno comienza a establecerse. Aunque no todas estas sesiones serán tomas completas (es posible que a su bebé le guste "picar" a cada rato), los recién nacidos saludables amamantan entre ocho y doce veces al día, es decir cada dos o tres horas en promedio. En muchos casos, las tomas diurnas pueden estar separadas por menos de dos horas, dando lugar a períodos un poco más largos de sueño en la noche. Es fácil ver, por lo tanto, por qué las mamás que acaban de dar a luz y que dan el pecho postergan hasta por dos o tres semanas sus planes para enviar tarjetas anunciando la llegada del bebé, terminar de decorar el cuarto del niño o recibir visitas. Al concentrarse en su recién nacido, será más fácil que se establezca su suministro de leche, se forme una relación de lactancia con su bebé, obtenga usted la nutrición que necesita y se cree una buena comunicación entre los dos.

Por supuesto, no siempre es fácil disfrutar de una "luna de miel" en privado con su recién nacido. Es natural que el padre del bebé también quiera establecer una relación con su hijo, así como pasar tiempo con usted. Los amigos y parientes estarán ansiosos de verla y de conocer al bebé, queriendo darle toda clase de consejos sobre la crianza del niño. Sus demás hijos no sólo querrán jugar con el bebé, sino que podrían necesitar y exigir más atención de su parte al ver que usted se dedica tanto al nuevo hermanito. Como es obvio, tales necesidades deben ser satisfechas hasta cierto punto. Pero así como usted tuvo que estar pendiente de las necesidades del bebé en el hospital, es importante que limite su interacción y la de su bebé con otras personas durante las primeras dos o tres semanas que se necesitan para establecer su ritmo diario. Restrinja las visitas a una o dos personas que crea que le serán de verdadera ayuda con los oficios domésticos (dejándole a usted gran parte de la tarea de mimar al bebé) y programe las visitas de otras personas para dentro de un mes o más. Use un contestador telefónico para grabar las

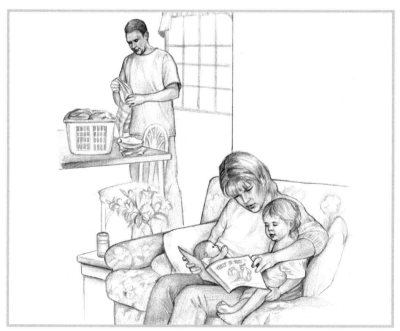

Algunas sesiones de lactancia brindan una magnífica oportunidad de pasar un rato con toda la familia.

En casa, pero no a solas

OBTENIENDO LA AYUDA QUE EN REALIDAD NECESITA

A todo el mundo le encanta un recién nacido y es posible que usted se sienta acosada con la presencia de gente que llega a expresarle su enhorabuena cuando regrese a casa con el bebé. El apoyo siempre es bienvenido, por supuesto, pero cuando éste interfiere con el desarrollo de una relación de lactancia (por ejemplo cuando un pariente se ofrece a darle un biberón con leche de fórmula, jugo o agua al bebé para que usted "descanse un poco"), usted tendrá que disculparse y disculpar al bebé de la celebración, o bien canalizar la energía de este visitante hacia otra tarea. Trate de pedirles a esas personas, que, en lugar de alimentar al bebé, preparen algo de comer para la familia, pasen un rato con los niños mayores, laven la ropa o atiendan a otros visitantes mientras usted y su bebé toman una siesta. Si su mamá o su suegra añoran arrullar al nuevo nietecito, pídales que lo carguen mientras usted se da una ducha o se viste. Si llega a tener problemas con la lactancia o cualquier otro asunto relacionado con el cuidado del bebé, una de las mujeres que la visite y que haya amamantando a sus hijos podría ayudarla enormemente durante este periodo. No obstante, si sabe que los conocimientos de su ayudante en este campo son limitados o si la filosofía de ella en torno a la lactancia materna no es compatible con la suya, regrese discretamente a su sistema de apoyo "oficial" (el pediatra del niño o el médico de familia, una voluntaria de la Liga de La Leche o una especialista en lactancia). Por supuesto, aún hay que apreciar y agradecer los esfuerzos de su ayudante.

llamadas y así poder dormir y reservar sus energías para el bebé. En lo que al sueño se refiere, siempre que su recién nacido duerma, trate de dormir también en lugar de usar ese tiempo para hacer oficios domésticos. Si ha contratado a una enfermera infantil profesional o a una monitriz o *doula* (una ayudante que cuida de la madre para que la madre pueda cuidar del bebé), procure que esta persona se dedique a liberarla de obligaciones domésticas y sociales, de tal modo que usted tenga las menos preocupaciones posibles aparte de cuidarse a sí misma y cuidar al bebé, establecer un ritmo de lactancia, comer bien y dormir lo suficiente. Pida a la *doula* o a su pareja que la ayuden con los demás niños.

ACOMODÁNDOSE A LA LACTANCIA: LAS PRIMERAS SEMANAS

Las primeras semanas de lactancia son una época fascinante de entrenamiento tanto para usted como para su bebé. Durante esta época usted aprenderá qué se siente al amamantar correctamente, así como a reconocer las señales de hambre de su bebé y a reconocer cuando le "baja la leche" (véase el Capítulo 2). Aprenderá si su bebé "pica" a menudo o prefiere comidas menos frecuentes pero más largas, si el mamar lo tiende a adormilar o lo estimula, y si le gusta hacer pausas ocasionales para intercambiar miradas con usted o se dedica por entero a comer hasta que se ha saciado. Por supuesto, no siempre comerá del mismo modo, así como usted tampoco tendrá el mismo estado de ánimo cada vez que lo alimente. Pero usted empezará a reaccionar a tendencias claras en el comportamiento del lactante. Al hacerlo, ambos se empezarán a sentir más cómodos el uno con el otro, respondiendo a las señales de cada cual más efectivamente y desarrollando un ritmo singular de lactancia.

Idealmente, para cuando usted llegue a casa, su bebé ya debe haber aprendido a agarrarse al pecho correctamente. (Si no lo ha hecho, es muy importante que se dedique a este asunto de inmediato repasando las instrucciones del Capítulo 4 y pidiendo ayuda del pediatra, de una voluntaria de la Liga de La Leche o de una especialista en lactancia.) Es posible que su recién nacido incluso ya prefiera un pecho en particular, tendiendo a mamar por más tiempo de ése que del otro. Es conveniente dejarlo mamar por todo el tiempo que quiera. Tenga en cuenta que una vez que le baje leche madura, su contenido cambiará durante el curso de una sola toma, de la leche *inicial* un tanto aguada, a la leche *posterior* más cremosa y rica en grasa, que, como cualquier buen postre, deja a su bebé contento y adormilado. Al permitirle a su bebé mamar hasta que quede satisfecho (una vez que aprenda a agarrarse apropiadamente), usted tendrá la certeza de que está recibiendo todos los beneficios de la leche materna.

Aún cuando su bebé prefiera claramente uno de sus senos, es importante alternar el seno con el que inicie la sesión de lactancia. Así garantiza que de cada seno se estimule un suministro completo de leche y que la mayor cantidad de leche posible sea extraída de cada uno. Al principio, para recordar con qué pecho comenzó, mueva un imperdible o gancho de un lado a otro del sostén de lactancia después de cada toma. Posteriormente sentirá qué seno se siente más lleno y así empezará con ése a la siguiente toma.

◆ ¿ESTÁ COMIENDO BIEN?

Al darle pecho al bebé, debe estar atenta a los signos de que se está amamantando bien. Además de cerciorarse de que está bien agarrado al pecho —con la boca rodeando la mayor parte de la areola— deberá oírlo tragar a medida que su boca se llena de leche. Durante los primeros días, es posible que no trague tan seguido, puesto que el volumen del calostro que está ingiriendo aún es bajo. A partir del segundo al quinto día del parto, sin embargo, el volumen de su leche habrá aumentado y su bebé deberá tragar después de una o dos succiones una vez que la leche ha bajado. Mientras el bebé mama, es posible que usted vea que parte de la leche se le escurre por los labios o que de su otro seno le gotea leche. Éstos son buenos signos de que su reflejo de eyección está funcionando apropiadamente (véase más adelante) y que su cuerpo está produciendo la leche que su bebé necesita. Después de una sesión de lactancia, su bebé debe verse complacido y satisfecho. Si sigue estando inquieto, es posible que quiera volver a mamar, que necesite que lo haga eructar o que simplemente quiera que lo arrulle o juegue con él.

Durante este período inicial, es importante amamantar al bebé siempre que dé muestras de hambre, en lugar de demorar una toma en un esfuerzo por acostumbrarlo a un horario fijo. No espere a que llore de hambre; acérquelo a su pecho tan pronto como vea que empieza a estar más activo o alerta. Tenga en cuenta que entre más a menudo mame su bebé, más estimulará su producción láctea y más fácil y rápidamente los dos llegarán a un equilibrio satisfactorio de oferta y demanda de leche. Si su bebé tiende a dormir por largos períodos o simplemente no "exige" su comida, usted deberá estimularlo a comer más a menudo de lo que lo haría naturalmente. Despiértelo para alimentarlo después de que haya dormido por cuatro horas seguidas, inicie una sesión de lactancia cada pocas horas ya sea que dé muestras o no de tener hambre, y siga amamantándolo por un espacio de al menos diez minutos (preferiblemente más) para garantizar que obtenga suficiente leche. También es mejor evitar ponerle chupetes al bebé por lo menos durante el primer mes más o menos, con el fin de estimularlo a que satisfaga todas sus necesidades de succión con sus pechos.

◆ REVISANDO EL PAÑAL

Uno de los mejores signos de que su bebé está amamantando exitosamente se puede hallar en el pañal. A medida que su suministro de leche se hace más abundante, su bebé lactante mojará más pañales al día. Entre los cinco y los siete días después del parto, deberá estar mojando de seis a ocho pañales en un periodo de 24 horas. Es posible que tenga que mirar de cerca para saber si un pañal desechable de gran absorbencia está mojado. Si compara el peso de un pañal nuevo con el que le acaba de quitar al bebé, podrá saber si ha mojado el pañal. Paralelamente al aumento en la cantidad de su leche (por lo general a partir del segundo al quinto día), también deberá observar que la orina del bebé es incolora o amarilla pálida; no amarilla oscura ni con manchitas rosadas. (Esto último es indicio de una orina altamente concentrada, lo que puede ser normal en los primeros días después del parto, pero más tarde podría indicar que el niño no está obteniendo suficiente leche.) Una vez que el volumen de su leche aumente, el bebé también deberá tener de tres a cuatro deposiciones diarias. Estas heces deberán ser grumos sueltos y amarillos —ya no las heces negras con aspecto de brea— y gran parte de las heces normalmente aguadas pueden haber sido absorbidas por el pañal dejando lo que luce como una mancha. A este punto, algunos bebés tienen una deposición amarilla después de cada toma, lo que se considera perfectamente normal durante las primeras semanas. Después de un mes, más o menos, el número de deposiciones empezará a disminuir. Los bebés mayores de un mes pueden pasar días o hasta una semana o más sin tener una deposición. Esto también es normal, siempre y cuando el bebé siga comiendo con entusiasmo, esté ganando buen peso, tenga el abdomen suave y sus heces sean blandas y grandes cuando tenga una deposición. Siempre que tenga alguna inquietud acerca de los patrones de evacuación y orina de su bebé, consulte con el pediatra que atiende al niño.

◆ GANANCIA DE PESO

Aunque los pañales pueden dar importantes indicios de que un bebé no está obteniendo suficiente alimento, el peso que gane sigue siendo el signo más confiable de que la lactancia materna está teniendo éxito. Un bebé lactante que esté obteniendo suficiente leche, ganará peso, mientras que un bebé que esté mamando inadecuadamente no ganará suficiente peso o incluso podría bajar de peso. La mayoría de los bebés pierden hasta un siete por ciento del peso con el que nacieron durante los primeros días después del parto (los bebés más grandes tienden a perder más peso que los más pequeños), pero esta pérdida de peso debe detenerse una vez que la producción de leche de la madre aumente, lo que comienza alrededor del segundo al quinto día del parto. En ese momento, su bebé debe empezar a recuperar el peso que perdió. Por lo regular superará el peso con el que nació a los 14 días de nacido aproximadamente. A partir del quinto día de nacido hasta el tercer mes, debe ganar entre media y una onza al día, o media a una libra cada dos semanas. El pediatra pesará al bebé durante el chequeo inicial de lactancia, un par de días después de haber regresado del hospital.

◆ SUS SENOS

Sus senos también pueden suministrar un buen caudal de información sobre cómo está avanzando la relación de lactancia con el bebé. Como señalamos en el Capítulo 2, sus pechos deben aumentar de tamaño y sentirse más pesados entre el segundo y el quinto día después del parto, una sensación que le indica que le está bajando la leche de transición. A la hora de las tomas, sus pechos pueden ponerse tan llenos y firmes, que su bebé tenga dificultad para agarrarse a ellos correctamente. En tal caso, es probable que tenga que exprimirse un poco de leche a mano o con el extractor para que estén menos firmes (véase el Capítulo 9). Si tiene algún problema para hacer esto o su bebé aún no puede agarrarse bien al pecho, no demore en pedir la ayuda del pediatra, de una especialista en lactancia o de una amiga experimentada. Es importante que el bebé siga amamantando con la frecuencia que quiera durante este período, pues es el momento en que el nivel de producción de leche de la madre se está estableciendo.

Una vez que su bebé se agarre apropiadamente al pecho y comience a amamantar, usted podría experimentar la sensación de hormigueo indicativa de que la leche está bajando, es decir el llamado reflejo de eyección. Este reflejo —una reacción psicológica a la estimulación de sus pezones por parte del bebé mientras está mamando— hace que su leche fluya más copiosamente, suministrando al bebé la leche abundante que necesita. El reflejo de eyección de leche debe ser notado por la mayoría de las madres hacia las dos semanas de nacido el bebé. En los primeros días después del parto, cuando su cuerpo libera la oxitocina mientras el bebé mama, es posible que también sienta cólicos uterinos en el bajo vientre. De hecho, algunas mujeres antes que nada experimentan contracciones uterinas, en lugar de la sensación de que sus senos están siendo exprimidos, durante los primeros días del posparto. Los cólicos son un buen signo, a pesar de que produzcan malestar temporal. Estas contracciones de los músculos del útero le ayudan al mismo a regresar a su tamaño previo al embarazo, previniendo un sangrado uterino excesivo.

Una vez que su bebé haya mamado de cada pecho a plenitud, sus senos volverán a sentirse suaves, dejándole saber que su bebé ha tenido una toma adecuada. Hacia la segunda a tercera semana después del parto, sus senos no se sentirán tan excesivamente firmes entre una y otra toma, sino que experimentarán una fluctuación más leve de llenura antes de la toma y mayor suavidad después de la toma, lo que continuará a lo largo de los meses o años de lactancia. Cada vez que se salte una toma o tenga una demora más prolongada de lo usual entre una y otra toma, sentirá una llenura notable en sus senos. A medida que su relación de lactancia se desarrolla, usted ansiará que lleguen las sesiones de lactancia como un modo de desocupar sus senos, así como un modo de darle sustento y cariño a su bebé.

◆ PEZONES ADOLORIDOS

Muchas madres se inquietan cuando sienten los pezones adoloridos, pues piensan que esto es un signo automático de que no están amamantando bien al bebé. Aunque un dolor extremo de los pezones indica que el bebé no se está agarrando apropiadamente al pecho o que hay otro problema que necesita ser remediado (tal como una infección —véase el Capítulo 8), cierto grado de sensibilidad o dolor de los pezones es común durante los primeros días de lactancia. Esto ocurre incluso entre madres que están amamantando a sus hijos exitosamente, especialmente si son de piel muy blanca o viven en zonas de clima seco. Por lo común, esta sensibilidad se desvanece luego de las primeras succiones por parte del bebé y desaparece por completo después de la primera semana, más o menos. Si sus pezones se han puesto excesivamente delicados, están cuarteados o sangran, extráigase un poquito de calostro o leche y aplíquela sobre los pezones, con lo que podría sentir alivio. Una alternativa de tratamiento es aplicarse lanolina purificada tipo medicinal (de venta en farmacias) después de alimentar al bebé y dejarse los pezones al descubierto. Consulte otros datos al respecto en el Capítulo 8 y pida el consejo del pediatra. Recuerde que la prevención o el tratamiento de los pezones adoloridos implica procurar que el bebé se agarre bien al pecho tomando gran parte de la areola en la boca abierta y no simplemente chupar del pezón. También puede ser útil rotar la posición que usa para alimentar al bebé.

◆ EL PRIMER CHEQUEO

Aunque todos estos signos y condiciones son formas útiles de evaluar si usted y su bebé están avanzando en el proceso de lactancia, no hay nada que substituya esa primera visita al pediatra del niño, la que debe realizarse a los dos o tres días, a más tardar, de haber salido del hospital. Al pesar al bebé, evaluar los pechos de la madre, observar la forma en que es amamantado el niño y contestar las preguntas de la madre en esta etapa temprana, el pediatra puede ayudar a prevenir o corregir la mayor parte de los problemas potenciales de lactancia antes de que causen daños duraderos.

Aunque la leche materna es el alimento mejor y más nutritivo para un bebé, pregunte al pediatra si debe darle a su hijo un suplemento con vitamina D. El pediatra es la mejor fuente con quien comentar los diversos aspectos de la nutrición infantil.

Cuándo llamar a un experto

SEÑALES INDICATIVAS DE UN PROBLEMA DE LACTANCIA

A pesar de que el proceso de lactancia es algo totalmente natural, de vez en cuando pueden surgir problemas. Cuando éstos se presentan, pueden empeorar muy rápidamente e interferir con la producción de leche materna y la habilidad del bebé para obtener la nutrición que necesita. Por tal motivo, es de vital importancia obtener ayuda cuanto antes si experimenta dificultades con la lactancia en casa o si observa cualquiera de los síntomas que figuran a continuación. Comuníquese con el pediatra del bebé y no dude en pedir orientación personal hasta obtener la ayuda que necesita.

1. **Las sesiones de lactancia son o muy cortas, o excesivamente largas.** Las sesiones de lactancia que consistentemente duran menos de unos diez minutos durante los primeros meses, podrían indicar que el bebé no está obteniendo suficiente leche y que no está siendo extraída suficiente leche de los pechos como para estimular una producción continua. Las sesiones que consistentemente duran más de unos cincuenta minutos podrían indicar que el bebé no está recibiendo suficiente leche debido a una succión ineficaz o a una producción baja de leche.

2. **El bebé parece quedarse con hambre después de casi todas las tomas.** Es posible que no esté ingiriendo suficiente leche. Consulte con el pediatra y pida que pesen al bebé cuanto antes.

Mientras tanto, cerciórese de que se está agarrando bien al pecho y de que está en la posición correcta para tratar de que tome más leche.

3. **Su recién nacido se salta a menudo las tomas o duerme toda la noche.** Las tomas frecuentes tanto de día como de noche son parte necesaria de la lactancia de un nuevo bebé. Su hijo requiere una toma cada pocas horas para ganar suficiente peso y crecer bien. Si su recién nacido duerme más de cuatro horas seguidas en la noche, despiértelo y anímelo a mamar.

4. **No oye que su bebé traga con frecuencia, aún cuando ya le ha bajado a usted la leche.** Es probable que su bebé trague de tanto en tanto al comenzar a mamar, más frecuentemente a medida que avanza la sesión y menos frecuentemente al ir terminando. El oírlo tragar es una excelente señal de que en verdad está ingiriendo leche y, si no lo hace, es importante llamar al pediatra cuanto antes. (Recuerde, sin embargo, que en los primeros días es posible que no lo oiga tragar por estar chupando poquitas cantidades de calostro.)

5. **Hacia las dos semanas de edad, su bebé pesa menos de lo que pesaba al nacer o no ha empezado a ganar al menos de cinco a siete onzas por semana una vez que a usted le haya bajado la leche.** Una ganancia inadecuada de peso es uno de los indicativos más fuertes de que el bebé no está obteniendo suficiente leche.

6. **A los siete días de nacido, el bebé moja menos de seis pañales y tiene menos de cuatro deposiciones al día, su orina es amarilla oscura o con manchas rojas o sus heces aún son oscuras en lugar de ser amarillas y sueltas.** Si usted o el pediatra están preocupados por la cantidad de leche que consume el bebé, sería conveniente que usted llevara un registro escrito de los pañales que moja su bebé y de las deposiciones que tiene durante los primeros días, para cerciorarse de que está

progresando apropiadamente. La mayoría de los hospitales y
especialistas en lactancia pueden suministrarle un diario especial
para anotar la tomas del recién nacido y los cambios de pañal,
o puede usar el que figura en el apéndice.

7. **A los siete días del parto, su leche no ha bajado o sus senos
no se sienten como si estuvieran llenos de leche.** Si siente
esto, pida al pediatra que pese al bebé cuanto antes. Éste es
el modo más preciso de saber si está ingiriendo suficiente leche.
También podría hacerse examinar los senos.

8. **Experimenta una severa congestión de los senos.** Los senos
duros al punto de causar dolor pueden impedir que su bebé se
agarre correctamente y pueden disuadir a ambos de amamantar.
Tal vez tenga que extraerse leche manualmente o con un
extractor eléctrico hasta que sus senos se suavicen un poco.
La congestión severa y que no se alivia puede causar una
disminución del suministro de leche materna.

9. **La llenura y dureza de sus senos no disminuye después de
una toma.** Es posible que su bebé no esté tomando suficiente
leche o que esté mamando ineficazmente.

10. **El dolor severo de los pezones interfiere con la lactancia.** Es
probable que su bebé no se esté agarrando correctamente. Si le
duelen mucho los pezones o están tan cuarteados al punto que es
demasiado doloroso amamantar al niño, consulte con su médico o
especialista en lactancia. Ellos pueden revisarla para ver si hay
presencia de una infección del pezón o una infección de las mamas
tal como mastitis (véase el Capítulo 8) y ayudarla a que el bebé se
agarre bien. Tal vez tenga que comenzar a amamantar al bebé con
el lado que menos le duela o incluso usar un extractor de leche
eléctrico hasta que sus pezones hayan sanado. Su especialista
en lactancia o voluntaria de La Liga de la Leche puede indicarle
cómo hacerlo.

11. Después de una o dos semanas, no experimenta la sensación asociada con la bajada de la leche. Aunque esto no necesariamente indica un problema, puede ser un indicio de que su producción de leche es baja. Pídale al pediatra que evalúe al bebé y que observe su técnica de lactancia. Una voluntaria de la Liga de La Leche o una especialista en lactancia también pueden ayudarla a evaluar la situación.

SU PROPIO RITMO: DISFRUTANDO DE LA VIDA COMO MAMÁ QUE AMAMANTA

—Me encantaron esas primeras semanas que pasé con cada uno de mis bebés —comenta Diana, madre de tres hijos—. Al dedicarme casi exclusivamente a cada uno de ellos, sentí que pudimos allanar el camino. A partir de entonces, aprendimos a entendernos mejor y pude enfrentar las pequeñas sorpresas o cambios en nuestra rutina que surgían a medida que transcurría el tiempo—. Es verdad que el dedicarse al bebé durante las primeras semanas en casa promueve la confianza de la madre y la habilidad del bebé para manejar su nuevo entorno. Hacia el segundo o tercer mes, usted se habrá familiarizado con la "personalidad" de su bebé como lactante, sea un "comelón" entusiasta, un lactante que chupa y saborea, o un lactante adormilado y soñador que necesita que lo despierten de tanto en tanto para que termine de comer. Es posible que usted pueda reconocer las señales típicas de hambre de su bebé (mueve los labios y la lengua; gira la cabeza en dirección al pecho; agita los puños; luce alerta, ansioso y mira a su alrededor) y lo ponga a mamar antes de que comience a llorar de hambre. Es posible que sus tomas disminuyan en frecuencia pero se prolonguen en tiempo, convirtiéndose en sesiones largas y sin prisa que le permiten obtener todos los nutrientes que necesita. Aunque no hay un número definido de sesiones de lactancia que se considere "correcto" para todo lactante, usted pronto se acostumbrará al número que es correcto para su propio hijo. Durante el curso de los meses que siguen, las demandas de alimento por parte del bebé se incrementarán y descenderán, a medida que experimenta "estirones" o diversos niveles de actividad física. Al observar y experimentar el comportamiento típico de su bebé en esos primeros días (junto con la información que aparece en el Capítulo 9 y el consejo del pediatra), usted podrá saber en qué casos esos cambios son aspectos naturales del desarrollo de su hijo y en qué casos requieren de tratamiento o de algún tipo de acción.

¿Lo estoy malcriando?

AMAMANTAR AL BEBÉ CUANDO ÉSTE LO DEMANDE

Cuando sus parientes y amigos observen la prontitud con la que usted responde a la frecuentes demandas de su bebé para que lo alimente, es posible que escuche que está "malcriando" al niño. Esta reacción a la "lactancia según lo demande el bebé" corresponde a una confusión generalizada entre el acto de satisfacer las necesidades genuinas de un bebé y el acto de permitir a un niño mayor un comportamiento contraproducente. Al alimentar al bebé siempre que muestre tener hambre (incluso si es cada una o dos horas), usted le está enseñando que sus necesidades serán satisfechas y que sus padres lo están escuchando. Al responder a las señales que le da su bebé no podrá malcriarlo, sino que fomentará su confianza y seguridad. Y puesto que la leche materna es más fácil de digerir que la leche de fórmula, es normal que los bebés amamantados quieran comer con más frecuencia que los alimentados con leche de fórmula.

◆ RETORNAR AL MUNDO EXTERIOR

Cuando usted y su bebé hayan establecido una rutina cómoda para ambos, es posible que usted sienta el deseo de retornar al mundo "exterior", de que sus amistades conozcan al pequeño y de interactuar con otros adultos. Esta transición no tiene por qué ser difícil, siempre y cuando usted esté obteniendo el sueño y la nutrición que necesita para mantener su producción de leche y tener la energía necesaria.

El amamantar a un bebé y reanudar la vida "normal" debe ser un proceso relativamente rápido, una vez que usted se sienta cómoda con varias posiciones de lactancia y con distintas ropas de lactancia. Descubrirá las grandes ventajas de amamantar: lo fácil que es cargar al bebé y salir sin tener que preparar biberones ni buscar chupetes. Además, la vida es mucho menos costosa cuando no hay que comprar leche de fórmula todas las semanas.

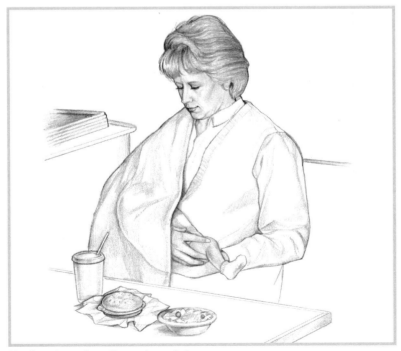

Una frazada o cabestrillo puede ayudarla a amamantar discretamente en público.

Salir con un bebé que se alimenta del pecho materno es más fácil en estos tiempos, ya que el amamantar a un niño en público se ha vuelto común y aceptable prácticamente en cualquier lugar de los Estados Unidos. Además, hay una proliferación de leyes estatales y federales que protegen los derechos de la madre para amamantar al bebé en el lugar que quiera.

De cualquier modo, es posible que a veces se encuentre con retos ocasionales a su nuevo estilo de vida. Los críticos podrían amonestarla por amamantar en público, preguntarle *cuándo* piensa destetar al bebé (¡aunque apenas tenga un par de meses de edad!) o sugerirle que le ofrezca al bebé un biberón con leche de fórmula si no le baja la leche en el momento preciso en que el niño quiere comer. (Incluso después de varios meses, pueden presentarse fallas ocasionales en la relación de oferta y demanda con su bebé a medida que éste experimenta un estirón, usted pasa por un periodo de estrés o se presenta algún suceso particular.) Es posible que se le presenten situaciones en las que sencillamente no se sienta cómoda dando el pecho en presencia de otros, particularmente durante las primeras semanas cuando usted y su bebé están aprendiendo las destrezas de lactancia. En estos casos, sencillamente discúlpese y váyase a otro lugar para darle el pecho al bebé o extráigase leche con anticipación y désela al niño en un biberón en el momento necesario, a partir de que el bebé tenga tres o cuatro semanas de nacido. (Lea en el Capítulo 9 consejos sobre cómo extraerse y almacenar leche materna.) Se preguntará cómo podrá ajustarse a trabajar a la vez que sigue dándole de lactar al bebe. (Si se adelanta a leer el Capítulo 10 podrá iniciar el camino para enfrentar este reto.) Usted estará separada del bebé por períodos de tiempo más largos, por lo que tendrá que suministrarle a la persona que cuida del bebé uno o más biberones con leche materna para que se los dé en su ausencia. Planear bien por adelantado, junto con sus sólidos cimientos y experiencia en lactancia, la ayudarán a ajustarse a cualquier cambio que se presente. Una vez que se haya comprometido a nutrir al bebé del mejor modo posible, muy poco puede interponerse en el camino de una relación de lactancia duradera y gratificante.

◆ ¿Y QUÉ PASA CON EL CONTROL NATAL?

Cuando ya esté acomodada en su papel como madre lactante, sin duda disfrutará de reanudar las relaciones íntimas con su pareja. Una de las grandes ventajas de amamantar al bebé de día y de noche y como única forma de nutrición para el pequeño (sin darle agua, jugo, leche de fórmula, sólidos ni ningún otro suplemento) es que reduce significativamente la posibilidad de que la madre vuelva a quedar embarazada durante los primeros meses, ya que retarda la reanudación de los periodos menstruales. Si su bebé tiene menos de seis meses de edad, usted no ha vuelto a menstruar y está amamantando de lleno al niño tanto de día como de noche, *probablemente no* quedará embarazada aun cuando no esté usando métodos anticonceptivos activos. Aproximadamente a las seis semanas del posparto, una vez que su suministro de leche esté firmemente establecido, probablemente pueda comenzar a usar anticonceptivos, pero deberá consultarlo antes con el pediatra de su bebé y con su ginecólogo. Como señalamos en el Capítulo 5, no se han demostrado efectos nocivos en los bebés cuyas madres han usado anticonceptivos hormonales, pero su uso podría disminuir un tanto el suministro de leche, especialmente durante las primeras semanas de lactancia y cuando se combinan con otros factores de "estrés" tales como regresar al trabajo o sesiones de lactancia menos frecuentes. Las píldoras anticonceptivas con altas dosis de estrógeno tienen mayor probabilidad de disminuir el suministro de leche. El condón, el diafragma o una cápsula cervical junto con espermicida, podrían considerarse buenas alternativas por ahora (a pesar de que pueden ser un poco menos efectivas), puesto que no es probable que estas formas de control natal interfieran con el suministro de leche materna.

Preguntas y Respuestas

¿Podré con esto?

P: *Pierdo la cuenta de la frecuencia con la que mi bebé amamanta en determinado día o de la cantidad de pañales que moja. Además, me es difícil saber si mi bebé ha "picado un poquito" o ha comido de verdad. ¿Debo ponerle atención a esto?*

R: Puesto que al amamantar a un bebé no se miden biberones con leche en onzas visibles, es importante llevar otro tipo de control de la cantidad de leche que consume el niño, particularmente durante las primeras semanas y meses de haber nacido. El mejor modo de verificar que su bebé está comiendo lo suficiente, es hacer que lo pesen regularmente durante cada visita al pediatra e incluso entre una y otra visita si el médico lo recomienda. Mientras tanto, trate de llevar un diario de lactancia para anotar cada toma del niño y el número de pañales que moja. No es necesario obsesionarse con esto, pero estas pruebas selectivas pueden brindarle tranquilidad a medida que usted establece su suministro de leche y además podrá compartir esta información con el pediatra.

P: *Mi suegra no amamantó a sus hijos y se siente muy incómoda cuando yo estoy amamantando a mi bebé. Ella me apoya a su manera, pero quiere alimentar a mi hija que apenas tiene dos semanas de edad con un biberón. ¿Debo rendirme y permitirle que lo haga?*

R: Es más importante establecer y mantener la relación de lactancia con su bebé en este momento que el deseo de su suegra de darle de comer a la niña. Trate de sugerirle otros modos de establecer un vínculo con la bebita, tales como arrullarla entre una y otra sesión de lactancia, darle un paseo en coche, bañarla o cambiarle el pañal. Explíquele lo importante que es para usted amamantar a su hija por entero y pídale que la ayude respetando sus deseos en este sentido.

P: *Mi bebé apenas tiene cuatro semanas de edad y ya siento que estoy sufriendo los efectos de una falta extrema de sueño. ¿Cómo puedo darle de lactar a mi hijo cuando éste lo pida y poder dormir lo suficiente?*

R: Algunos padres dejan al bebé en la misma cama con ellos y así pueden seguir durmiendo con un mínimo de interrupción. Otros, sin embargo, sienten que esto puede poner en peligro la salud del bebé. (Vea en la página 110 las recomendaciones de la Academia Americana de Pediatría sobre los hábitos seguros de sueño para madre e hijo.) Una alternativa al hábito de dejar que el bebé duerma en la cama con sus papás, es mantenerlo cerca de la cama en su propio moisés. Al tener al bebé cerca de usted, tan sólo tiene que darse la vuelta, alzarlo y colocarlo cerca de su pecho para amamantarlo. Si su esposo está dispuesto a cambiarle el pañal al bebé cuando sea necesario, usted puede volverse a dormir una vez que concluya la sesión de lactancia. Además, trate de desarrollar el hábito de dormir durante el día cada vez que el bebé duerma. Cierta privación de sueño hace parte de la etapa inicial de la crianza de todo bebé, pero el amamantarlo ciertamente causa menos interrupción que tener que levantarse a preparar un biberón con leche de fórmula. Además, en poco tiempo su bebé comenzará a dormir por intervalos más largos.

● ✥ ◆ ✥ ● ✥ ◆ ✥ ● ✥ ◆ ✥ ● ✥

UNA FAMILIA SANA:
LA ELECCIÓN DE AMAMANTAR

Habían pasado dos meses, pero Ángela se sentía mayor y más sabia en términos de su experiencia como mamá que amamantaba a su hija. En ocho semanas memorables, Sofía, la bebita, se había convertido en otro feliz miembro de su activa familia y la lactancia materna se había integrado de lleno a la vida cotidiana del hogar. Ángela estaba feliz de observar que su hijo, Javier, ahora asumía la lactancia de su hermanita como un hecho más o menos corriente, a pesar de que seguía tendiendo a "pegarse" a su mamá durante las sesiones de lactancia. Ángela además disfrutaba de que su esposo hubiera vuelto a asumir la lactancia materna con aprecio, puesto que esto facilitaba las tomas nocturnas y les ahorraba una pequeña fortuna en la compra de leche de fórmula. Tanto ella como Pablo se alegraban de lo sencillo que resultaba tomar en brazos a la bebé lactante y salir con ella.

Ángela regresaría a trabajar en pocas semanas, pero sus intenciones eran seguir dándole de lactar a la niña por lo menos durante un año más, extrayéndose leche en la oficina y dejando biberones de leche materna para que la niñera se los diera a Sofía. El combinar la lactancia con un trabajo no siempre sería fácil, pero sin duda valdría la pena. Con este segundo hijo, Ángela veía una vez más las grandes ventajas que la leche materna le ofrecían a un bebé en crecimiento. *Si llego a tener más bebés*, se dijo a sí misma mientras alzaba y abrazaba a su vivaz hijita, *también los amamantaré*.

CAPÍTULO 7

La buena nutrición ayuda

"Durante todo mi embarazo me preocupó el hecho de que lo que comía podría afectar el desarrollo de mi bebé. Cuando nació, fue un alivio saber que podría relajarme un poco. Puesto que ya tenía el hábito de comer bien y limitar el consumo de ciertas cosas como el café y el alcohol, pude disfrutar de las comidas que más me gustan mientras amamantaba a mi bebé. Y nada malo le pasó a él".

—Alicia, 38 años, mamá de Noé

—Este niño está muy bien —dijo el doctor Franco volviendo a depositar al pequeño Lucas de dos meses de edad, en los brazos de Luisa, su madre—. Está ganando peso y no hay duda de que está creciendo muy bien. ¿Y cómo se siente usted?

—Bastante bien en general —respondió Luisa, acunando al bebé contra su pecho—. Lucas es un bebé maravilloso y nos hemos acoplado a un ritmo muy bueno de lactancia y sueño. Lo único es que sigo sintiéndome cansada casi todo el tiempo, incluso después de haber hecho una siesta y a pesar de que mi marido me ayuda con las cosas de la casa. No sé... supongo que es lo normal por ser una nueva mamá. Pero me gustaría tener un poco más de energía.

—Es posible que haya otras razones por las cuales aún se sienta tan cansada —señaló el pediatra—. El estrés y las nuevas demandas que tiene como madre pueden afectarla. Pero no le caería nada mal revisar su dieta. ¿Se ha estado alimentado bien?

Luisa trató de recordar. —No le he prestado mucha atención —admitió—. Me temo que he estado recurriendo mucho a platos congelados y comidas traídas de restaurantes. Pero sigo tomando una vitamina prenatal todos los días, como usted me aconsejó.

El doctor Franco afirmó con la cabeza. —Eso está muy bien, pero una vitamina no alcanza a suministrarle los carbohidratos, proteínas y grasas que necesita para acumular energía. Y ya lo sabe: si no tiene suficientes nutrientes, su cuerpo empleará los que tiene disponibles para la producción de leche materna. Sus propias reservas podrían comenzar a agotarse y eso podría hacerla sentir sin fuerzas.

—¿Tendré que hacer una dieta especial de lactancia? —preguntó Luisa.

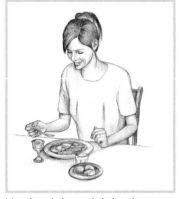

Una dieta balanceada le brinda a su cuerpo los nutrientes que necesita para dar de lactar al bebé y a la vez gozar de buena salud.

—No realmente —el pediatra le contestó en tono tranquilizador—. No es necesario seguir una dieta especial durante la lactancia. Al igual que todo el mundo, entre más sano coma, mejor se sentirá.

SOMOS LO QUE COMEMOS

Los primeros meses que pasa con su recién nacido sin duda son una experiencia regocijante para ambos, pero este período también puede ser agotador e incluso bien tenso. Siendo el cuidado del niño de día y de noche su máxima prioridad, mientras que otros aspectos cotidianos también reclaman su atención, no siempre es fácil prestar atención a sus propias necesidades. Por fortuna, su cuerpo se ha estado preparando para la lactancia incluso antes del parto sin necesitar ningún tipo de dieta especial o de ayuda nutricional adicional aparte de una vitamina prenatal diaria o una multivitamina con minerales. Ambos obtendrán los nutrientes que necesitan siempre y cuando usted lleve una dieta sana que incluya alimentos de cada uno de los principales grupos de alimentos en las cantidades más o menos correctas. Esta dieta básica le suministrará todo el calcio, hierro, proteínas y otros componentes vitales que necesita para satisfacer sus necesidades nutricionales.

Para muchas nuevas madres —particularmente para aquellas que están ansiosas de volver más o menos al peso que tenían antes del embarazo— el volumen de comida recomendada en la pirámide de alimentos puede parecer excesivo. Tenga en cuenta, sin embargo, que al hablar de porciones no nos referimos a un plato lleno. Una porción de pan y granos, por ejemplo, consiste en una tajada de pan o en sólo medio bagel o media taza de arroz cocido. (Para obtener más detalles sobre el tamaño de las porciones, véase el Apéndice 4, "Pautas dietéticas" en la página 257.) Puesto que cada grupo contiene una amplia variedad de alimentos sabrosos, probablemente podrá encontrar diversos platos que le gusten. En el grupo de pan y granos, por ejemplo, podrá satisfacer sus requisitos diarios con tortillas de maíz (una porción), cereal caliente (media taza por porción), pasta (media taza por porción) o galletas de soda (cuatro por porción).

El concepto más importante para tener en cuenta es que el consumo de los diversos grupos de alimentos debe ser más o menos proporcional al sugerido en la pirámide de alimentos. La mayor proporción de su dieta debe consistir de carbohidratos complejos, tales como arroz, pasta, pan integral y cereal. Las verduras ocupan el segundo lugar. Entre comidas puede comer frutas frescas, verduras, yogurt bajo en grasa o pretzels, por ejemplo, en lugar de aficionarse a comidas altamente procesadas que por lo general son altas en grasas menos saludables, así como en aceite, sal o azúcar. Sus reservas de energía aumentarán y usted estará consumiendo los alimentos que son importantes en la producción de un suministro de leche saludable para el bebé.

EL PAPEL DE UNA DIETA SANA DURANTE LA LACTANCIA

Durante siglos se les ha prometido a las nuevas madres que ciertos alimentos o regímenes alimentarios incrementarán su producción láctea, estimularán el desarrollo de sus bebés o acelerarán el retorno al estado previo al embarazo. Ahora sabemos que una dieta normal y saludable es todo lo que una madre que lacta necesita con el fin de mantener su suministro de leche y sustentar la salud tanto de su bebé como la suya propia. Aún así, ciertos componentes de una dieta normal son particularmente importantes cuando su cuerpo está produciendo leche.

Pirámide de alimentos

GUÍA PARA ESCOGER LAS COMIDAS DIARIAS

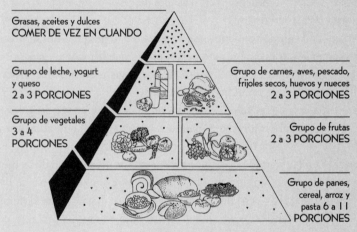

Grasas, aceites y dulces
COMER DE VEZ EN CUANDO

Grupo de leche, yogurt
y queso
2 a 3 PORCIONES

Grupo de carnes, aves, pescado,
frijoles secos, huevos y nueces
2 a 3 PORCIONES

Grupo de vegetales
3 a 4
PORCIONES

Grupo de frutas
2 a 3 PORCIONES

Grupo de panes,
cereal, arroz y
pasta 6 a 11
PORCIONES

Pirámide de alimentos

Guíese por la pirámide de alimentos para comer mejor diariamente. Comience con una buena cantidad de pan, cereal, arroz y pasta, así como vegetales y frutas. Añada dos a tres porciones del grupo de los lácteos y dos a tres porciones del grupo de las carnes. Cada uno de estos grupos de alimentos suministra algunos, más no todos, los nutrientes que usted necesita. Ningún grupo de alimentos en particular es más importante que otro; para tener una buena salud necesita consumir un poco de todo. Consuma pocas grasas, aceites y dulces, los alimentos que figuran en la punta de la pirámide. (Para obtener información sobre tamaño de las porciones, consulte el Apéndice 4, "Pautas dietéticas".)

Fuente: Departamento de Agricultura de EE.UU./ Departamento de Salud y Servicios Humanos de EE.UU.

¡No se olvide del agua!

CONSUMO DE LÍQUIDOS

Contrario a la creencia popular, ningún alimento o ingrediente en particular garantiza un aumento del suministro de leche materna, pero un consumo inadecuado de líquidos puede afectar negativamente su producción de leche y hacerla sentir agotada. Ya sea que prefiera agua, leche, jugo o gaseosas sin cafeína, mantenga algo a la mano para tomar mientras amamanta al bebé y créese el hábito de beber lo suficiente para evitar sentir sed. Todo adulto saludable debería tomar entre seis y ocho vasos de agua al día. No es recomendable que se obligue a tomar líquidos más allá de su sed usual. Sin embargo, debe recordar que para el momento en que sienta sed, es probable que ya esté ligeramente deshidratada. Si su orina es de color amarillo oscuro o está sufriendo de estreñimiento, es posible que no esté tomando suficientes líquidos.

◆ CALCIO

El calcio, por ejemplo, es segregado de los depósitos del cuerpo de la madre (primordialmente de los huesos) a la leche materna, con el fin de satisfacer las necesidades de calcio del bebé. Cuando usted termina de amamantar, su cuerpo debe volver a abastecerse del calcio que usó para producir leche. Si procura consumir la cantidad recomendada de calcio en una dieta normal —1,000 miligramos diarios para toda mujer entre los 18 y los 50 años de edad y 1,300 miligramos para madres adolescentes— contribuirá a que sus huesos sigan estando fuertes una vez que destete al bebé.

Al consumir tres porciones de productos lácteos al día, como lo recomienda la pirámide de alimentos para cualquier persona, usted deberá recibir el calcio que necesita. Si no le gusta el sabor de la leche, puede obtener el calcio necesario de productos como queso y yogurt. Si es alérgica a los productos lácteos, ensaye los jugos enriquecidos con calcio, el tofú (queso de soya) o incluso nabos verdes, brócoli o frijoles secos. (Contrario al mito popular, no es necesario "tomar leche para producir leche".) Si usted no consume rutinariamente 1,000 miligramos de calcio en su dieta, hable con su médico o nutricionista acerca de la posibilidad de tomar un suplemento de calcio. (No obstante, evite los suplementos hechos de conchas de ostras en polvo, debido a las sospechas de que estas fuentes puedan contener plomo.) El consumir 1,000 miligramos de calcio al día —no sólo mientras lacta al bebé sino durante el curso de su vida hasta llegar a la menopausia— disminuirá el riesgo de contraer osteoporosis en el futuro.

◆ PROTEINA

La proteína, otro componente de una dieta normal al que debe prestar atención durante la lactancia, se puede obtener de manera óptima mediante dos o tres porciones de carne magra, pollo o pescado (alrededor de tres onzas por porción), huevos (dos o tres por porción), crema de cacahuate o mantequilla de maní (un cuarto de taza por porción), nueces (media taza por porción) o frijoles secos (1½ taza por porción). Como siempre, es mejor variar las opciones en lo posible, mientras mantiene un consumo moderado de grasa. Puesto que el cacahuate (o maní) es uno de los alimentos que tienden a causar más reacciones alérgicas tanto en niños como en adultos, cerciórese de observar la reacción de su bebé cuando usted come alimentos que contengan cacahuate, especialmente si hay un historial familiar de alergias a alimentos.

No como carne

DIETAS ESPECIALES

Una dieta especial a menudo es una dieta sana —de hecho, es probable que usted lleve una dieta particular por razones de salud— pero aun así es posible que ésta no le brinde los nutrientes que usted y su bebé necesitan durante la lactancia. Si su consumo de cualquiera de los principales grupos de alimentos es substancialmente menor que el recomendado por la pirámide de alimentos, piense en cómo reemplazar los elementos que faltan en su dieta y comente sus planes con el médico o nutricionista. Las mujeres que lactan y que no comen carne, por ejemplo, deben buscar la forma de obtener suficiente proteína para el bebé y para ellas mismas.

Si usted es vegetariana, es posible que ya sepa cómo combinar alimentos de origen vegetal para satisfacer adecuadamente sus necesidades. Al comer arroz y frijoles en combinación, se obtienen más proteínas completas que al comer frijoles solos. También es posible obtener proteína de huevos, nueces y mantequillas o cremas de nueces, así como de substitutos de la carne. Si no conoce todos los modos saludables de compensar la falta de carne en su dieta, consulte con un dietista o nutricionista registrado. Pregúntele al pediatra si debe tomar un suplemento vitamínico y de minerales que contenga elementos tales como hierro, zinc y vitamina B_{12}. Es esencial que los vegetarianos estrictos (quienes se abstienen de comer todo producto animal) tomen un suplemento de vitamina B_{12}, puesto que este nutriente sólo viene en la forma de fuentes animales. Tenga en cuenta que también deberá cerciorarse de consumir suficientes calorías para mantener su salud, usualmente entre 2,200 y 2,500 al día si es de talla promedio. Si tiene alguna inquietud especial sobre su dieta, el pediatra podría sugerirle que consulte con un nutricionista.

◆ HIERRO

El hierro ayuda a las madres que lactan (así como al resto de las personas) a mantener el nivel de energía. De tal modo, es importante que incluya una cantidad suficiente de este elemento en su dieta. Las carnes magras y los vegetales de hoja verde oscura son buenas fuentes de hierro. Otras fuentes de hierro comprenden los cereales enriquecidos con hierro y la carne oscura de las aves y el pescado. (Ciertos tipos de pescados y aceites de pescado también son ricos en DHA —ácido docosahexaenóico— que se encuentra en la leche materna y que contribuye al crecimiento y desarrollo cerebral y visual del infante.) El té puede interferir con la absorción del hierro o el calcio, así que sería conveniente que se abstuviera de tomar té al momento de consumir productos lácteos o al tomar suplementos de calcio o de hierro.

◆ ÁCIDO FÓLICO

Las madres que amamantan (al igual que toda mujer en edad de procrear) deben tomar al día por lo menos 400 microgramos de folato o ácido fólico para prevenir defectos congénitos en sus futuros hijos, así como para garantizar el desarrollo normal del bebé que ya nació. Con tal fin, debe consumir por lo menos 2,000 calorías diarias y ajustarse al número máximo de porciones de cada grupo de alimentos que se recomienda en la pirámide de alimentos. La espinaca y otros vegetales verdes son fuentes excelentes de ácido fólico, así como las frutas o jugos cítricos, muchos tipos de frijol y el hígado de res o de pollo. Los panes, cereales y granos que se procesan en los Estados Unidos están enriquecidos con folato. Se recomienda que toda mujer en sus años reproductivos tome una multivitamina que suministre 400 microgramos de folato al día.

De hecho, para cerciorarse de ingerir todas las vitaminas y minerales importantes, no está de más tomar una vitamina prenatal o una multivitamina diaria. Tenga en cuenta, sin embargo, que estos suplementos son un *complemento* a la dieta diaria, más no un reemplazo. La verdad es que, el consumo diario de alimentos frescos y ricos en vitaminas, no tiene substituto alguno.

LO QUE DEBE EVITAR: SUSTANCIAS QUE PODRÍAN AFECTAR NEGATIVAMENTE A SU BEBÉ

Para muchas mujeres es difícil restringir o alterar sus dietas durante el embarazo. No es fácil para alguien acostumbrado a cinco tazas de café al día (o a un par de bebidas alcohólicas con la cena) cambiar abruptamente sus hábitos y adoptar un régimen más sano. Tras nueve meses de embarazo, sin embargo, las mejoras a su dieta y estilo de vida pueden haberse convertido en una rutina. De ser así, tiene suerte. Sus nuevos y más sanos hábitos de alimentación contribuirán a la salud y el desarrollo del bebé. De todos modos, ahora que su bebé ha nacido, es natural preguntarse si puede disfrutar de una tacita de café con el desayuno, un vaso de vino con la cena o incluso una pastilla cuando se sienta resfriada sin preocuparse de que con ello le esté causando daño al bebé.

Por fortuna, las glándulas mamarias productoras de leche son capaces de brindarle al bebé una leche altamente nutritiva aun cuando su dieta no sea perfecta a diario. Como comentamos en el Capítulo 2, las glándulas mamarias y las células productoras de leche también ayudan a regular cuánto de lo que usted come o toma de hecho llega al bebé a través de la leche materna. Un consumo moderado de café, té y gaseosas que contengan cafeína es aceptable mientras está dando de lactar a un bebé. Si percibe que su bebé se pone más inquieto o irritable cuando usted consume cantidades excesivas de cafeína (por lo común más de cinco bebidas con cafeína al día), trate de disminuir el consumo de dichas sustancias.

◆ **ALCOHOL**

El alcohol pasa al bebé a través de la leche materna, así que es mejor evitar el uso habitual de éste durante la lactancia. (En contraposición al mito popular, tomar cerveza no aumenta el suministro de leche.) Si va a tomarse una bebida alcohólica, es mejor hacerlo después de que haya amamantado al bebé o de que se haya extraído leche en lugar de antes, y dejar que pasen por lo menos dos horas por cada uno o dos tragos antes de su próxima sesión de lactancia o de volverse a extraer leche. De ese modo, su cuerpo tendrá todo el tiempo posible para librarse del alcohol antes de la siguiente toma y así llegará una menor porción del mismo al bebé. Una bebida alcohólica —equivalente a una cerveza de doce onzas, a una copa de vino de cuatro onzas o a una onza de licor fuerte— probablemente no le hará daño al bebé. Sin embargo, hay inquietud sobre la exposición a largo plazo y repetitiva de alcohol a través de la leche materna, así que, en definitiva, se recomienda la moderación.

◆ CIGARRILLOS

No es aconsejable que una madre que dé de lactar fume cigarrillos. La nicotina, la sustancia adictiva que se inhala al fumar cigarrillos, pasa a través de la leche materna al bebé. (Tanto la nicotina como otros residuos del tabaco se pueden detectar en la orina de bebés amamantados cuyas madres fuman.) Si usted fuma, limítese a la menor cantidad posible de cigarrillos al día. Cuando vaya a fumar, hágalo inmediatamente después de una sesión de lactancia.

También es importante considerar los efectos del humo de segunda mano en su bebé. La inhalación de humo de este modo ha demostrado aumentar el riesgo del Síndrome de Muerte Súbita del Lactante (o Muerte de Cuna) y también se relaciona con un aumento en el riesgo de enfermedades respiratorias tales como tos, asma e infecciones de oído. Para proteger a su bebé de estos efectos, nunca fume mientras lo tiene en brazos o mientras lo amamanta, salga de la casa cuando vaya a fumar y nunca fume dentro del carro. Después de fumar, en su cabello y en su ropa quedarán residuos de humo, así que el bebé seguirá oliéndolo e inhalándolo.

Si quiere vincularse a un programa para dejar de fumar o va a usar parches o chicle con nicotina para suspender el hábito, comente los planes con su médico o el pediatra del niño. Los parches de nicotina nunca deben ser usados por madres que dan de lactar y que aún fuman, puesto que el bebé podría contraer niveles tóxicos o nocivos de nicotina en su sistema. Si ha dejado de fumar y está usando parches o chicles con nicotina, su bebé sólo estará expuesto a la nicotina y no a los demás residuos del tabaco, así que esto es preferible.

◆ **DROGAS RECREATIVAS Y MEDICI'**

Bajo ninguna circunstancia es aconsej
amamantan consumen drogas recreativas, puesto
bebé lactante pueden ser nocivos, duraderos y, en el me.
muy impredecibles. Diversos estudios han demostrado que ɪ
Súbita de Cuna es aún más probable entre infantes que duermen con su
padres cuando éstos han consumido drogas recreativas o alcohol.
Consumir drogas es a todas luces una mala idea para cualquier padre y
éste es el mejor momento de romper el hábito si ya no lo ha hecho.

Muchas nuevas mamás se preguntan qué medicinas sin receta médica
son inocuas mientras están dando de lactar. Aunque la mayoría de esos
productos no son peligrosos para su bebé, es siempre conveniente pedir
el consejo del pediatra antes de tomar cualquier medicina. Aun cuando
el producto sea aprobado, vaya a la segura y tómese cada dosis justo
después de amamantar al bebé en lugar de antes. (Para obtener
información sobre drogas con receta médica, véase el Capítulo 5.)

ALERGIAS Y SENSIBILIDAD A ALIMENTOS
POR PARTE DEL BEBÉ

La leche materna típicamente no causa reacciones alérgicas en bebés
amamantados, pero de tanto en tanto, las madres se preocupan de que
sus bebés puedan ser alérgicos a algo que ellas mismas han comido y que
se traspasa a la leche materna. De hecho, tan sólo dos o tres de cada cien
bebés que son amamantados enteramente, demuestran una reacción
alérgica, y esto es por lo general a la leche de vaca en la dieta de la
madre. En este caso, el bebé puede mostrar signos de cólicos fuertes,
malestar abdominal, erupciones de la piel tales como eccema o urticaria,
o bien, reaccionar con vómitos, diarrea severa (a menudo con heces
sanguinolentas) o dificultad para respirar que persiste por varias horas
después de haber sido amamantado. Si usted nota cualquiera de estos
síntomas, comuníquese con el pediatra cuanto antes. Aunque se trata de
algo raro —sobre todo entre bebés que son amamantados— las alergias
a la leche de vaca pueden ser severas o fatales. La mayoría de niños con

ipo terminan por superar la alergia a la leche de vaca, aunque las
gias a otros alimentos pueden perdurar de por vida.

El amamantar al bebé como única fuente de nutrición durante sus
primeros seis meses de vida ha demostrado disminuir significativamente
el riesgo y la severidad de alergias a alimentos en familias con un fuerte
historial de las mismas. Si en su familia ha habido alergias severas a
alimentos, procure limitar su propio consumo de leche y productos
lácteos, pescado, huevos, cacahuate y otras nueces durante el embarazo
y la etapa en que amamante al niño. Esté pendiente de si el bebé tiene
erupciones en la piel, problemas respiratorios, heces distintas a lo usual
y otros síntomas alérgicos. Asimismo, no olvide comunicarle al pediatra
el historial médico de su familia.

◆ **SENSIBILIDAD A ALIMENTOS**

Unas cuantas madres notan reacciones leves del bebé a otros alimentos
que ellas han ingerido. Algunos bebés lloran, se ponen inquietos
o incluso maman más a menudo después de que la madre ha comido
alimentos picantes o flatulentos (como repollo). Estas reacciones
difieren de las alergias en que causan síntomas menos serios (no hay
presencia de erupciones ni de respiración anormal) y casi siempre duran
menos de 24 horas. Si su bebé reacciona negativamente cada vez que
usted come cierto tipo de alimento y esto le inquieta, simplemente trate
de evitar ese alimento en particular por un tiempo. Si estos síntomas
continúan de manera diaria y perduran por períodos largos, podrían ser
un indicio de cólicos en lugar de sensibilidad a alimentos. Hable con
el pediatra acerca de esta posibilidad si habiendo eliminado varios
alimentos de su dieta los síntomas del niño no han mejorado.

RECUPERAR LA FORMA: UN MODO
NATURAL DE PERDER PESO

Un aspecto popular de la lactancia materna es el hecho de que las
madres que amamantan recuperan la figura que tenían antes del
embarazo más efectivamente que aquéllas que optan por alimentar al

Preguntas y Respuestas
¿Fue algo que comí?

P: *He oído que los bebés que tienen síntomas de cólicos pueden aliviarse si la madre deja de tomar leche de vaca. ¿Es eso cierto?*

R: En ciertos casos, los síntomas de cólicos mejoran cuando la madre evita la leche de vaca temporalmente, incluso si el bebé no es alérgico a la leche, quizás porque su sistema digestivo no ha madurado por completo. Si su bebé exhibe tales síntomas, comente con el pediatra la posibilidad de abstenerse de leche de vaca por dos semanas, empezar a tomarla de nuevo y observar la reacción del niño. Usted deberá seguir teniendo una fuente de calcio y vitamina D en su dieta si evita la leche y los productos lácteos.

P: *¿Lo que come la madre afecta el sabor de la leche materna?*

R: Todo lo que usted come le dará sabor a su leche materna. De hecho, los bebés amamantados pueden aceptar mejor nuevos sabores y comidas más adelante por haber estado expuestos a diversos sabores a través de la leche materna. Sólo en raros casos, sin embargo, los bebés rechazan el sabor de la leche materna. Incluso si un bebé se resiste a amamantar, es difícil predecir qué sabores no le gustan. Por lo general, su bebé tenderá a disfrutar más de los sabores de las comidas que a usted le gustaban mientras estuvo embarazada. Como en el caso de otro tipo de sensibilidad a alimentos, este asunto no tiene que ser motivo de preocupación a menos que interfiera a menudo con la lactancia. En tal caso, la solución más sencilla es eliminar el alimento que parece no gustarle al bebé.

bebé con leche de fórmula. El proceso de lactancia materna hace uso de las células de grasa almacenadas en el cuerpo durante el embarazo. Cada día que usted dé el pecho, su cuerpo aporta calorías de estos depósitos de grasa, además de las calorías de su dieta, hacia la producción de leche. Esto sigue ocurriendo incluso cuanto usted aumenta su dieta en las 300 a 500 calorías al día recomendadas para mantener su nivel de energía y garantizar una producción adecuada de leche. Tenga en cuenta, sin embargo, que después de una pérdida inicial de unas 15 libras inmediatamente después del parto, la pérdida de peso es *gradual*, dándose naturalmente entre una y dos libras al mes durante los primeros seis meses después del parto y un poco más paulatinamente a partir de entonces. En la mayoría de los casos, se necesitan de seis a nueve meses (aproximadamente el mismo lapso de su embarazo) para perder el peso que el embarazo agregó a su figura.

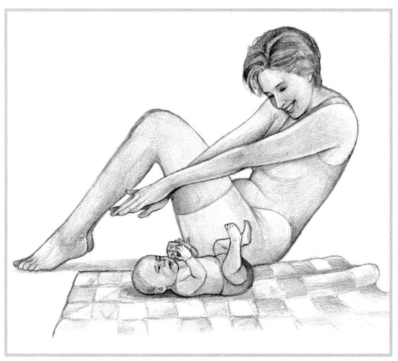

El ejercicio moderado y una dieta sana pueden ayudarla a recuperar la forma que tenía antes del embarazo.

Mientras tanto, es mucho más importante concentrarse en comer alimentos sanos que preocuparse por perder peso. Los métodos para adelgazar tales como dietas líquidas, drogas adelgazantes o reducción severa de calorías pueden afectar negativamente su suministro de leche así como la salud de su bebé, así que evítelos por lo pronto. Si después de haber amamantado al bebé por seis meses siente que necesita perder más peso, podrá reducir su consumo de calorías de un modo más agresivo, cuando su bebé ya haya comenzado a consumidor alimentos sólidos. Por ahora, no obstante, puede recuperar su figura a un ritmo natural y saludable eliminando de su dieta los bocaditos o "comida de picar" que no tienen valor nutritivo, substituyendo la leche entera por leche descremada y los alimentos fritos por alimentos hervidos o a la plancha, así como haciendo ejercicio con moderación.

COMER BIEN PARA DOS

Era difícil creer que Lucas ya tuviera seis meses de edad. Parecía ayer cuando Luisa lo tomó por primera vez en brazos y ahora ya podía sentarse en la mesa de examen del doctor Franco, apoyarse en sus manitas regordetas y dar grititos de placer en la consulta.

—Felicitaciones, Luisa. Su hijo está muy sano —dijo con tono aprobatorio—. Y usted también se ve mucho mejor en estos días.

—Me siento mejor —dijo Luisa sonriendo—. El prestarle atención a lo que como me ha ayudado mucho, para mi sorpresa. Supongo que es normal empezar a recuperar la energía después de unos cuantos meses, pero creo que el llevar una dieta más sana me ha ayudado. Y ahora sí que es importante.

—¿Por qué? —preguntó el doctor Franco.

—Porque muy pronto Lucas va a empezar a gatear —dijo Luisa acariciando la cabeza de su hijo—. Y entonces voy a necesitar toda la energía del mundo.

CAPÍTULO 8

Problemas comunes:
Soluciones y tratamientos

"Las primeras veces en que el bebé no quiere comer o en que a uno le duelen los pechos, dan ganas de decir 'basta, voy a empezar a darle leche de fórmula'. Pero pasado un tiempo, uno descubre que la mayoría de estos problemas tienen respuestas fáciles. Cuando se le coge el ritmo a la lactancia, en realidad es algo muy manejable".

—Jacqueline, 24 años, mamá de Silvana

—¿Rosa? Te habla Vanesa. Perdona que te llame tan tarde....

—No te preocupes. Acuérdate que soy tu mejor amiga y casualmente he estado amamantando a mi propio bebé por los últimos ocho meses. ¿Qué te pasa?

—No he podido hacer que Elián tome pecho desde ayer, es decir no tanto como antes. Ha estado llorando mucho y parece como si quisiera comer, pero cuando lo pongo al pecho chupa una o dos veces y luego voltea la cara y comienza a llorar.

—Sí, ahí lo oigo. Y parece que tú también estás molesta.

—¡Claro que sí! Estoy preocupada por Elián. No parece enfermo ni tiene fiebre, pero no está comiendo nada bien.

—Tal vez tengas que llevarlo al pediatra. Pero primero, déjame hacerte unas preguntas. Me dices que cuando empieza a mamar retira la cara. Es posible que tu leche haya cambiado de sabor y que no le guste ese nuevo sabor.

—¿Estás bromeando? ¿Cómo es posible que mi leche cambie?

—Claro que es posible, por lo que me han contado. Tu cuerpo produce la leche materna, así que lo que afecte a tu cuerpo podría afectar la composición de la leche. ¿Has estado comiendo algo nuevo últimamente?

—Pues...no que me acuerde.

—¿Has estado tomando alguna medicina nueva?

—No, todo ha sido igual.

—¿Y qué me dices de tu actividad? ¿Has estado haciendo mucho ejercicio?

—Pues sí. El bebé ya tiene cinco meses, así que estoy tratando de volverme a poner en forma. Empecé a ir al gimnasio hace un par de semanas. Uso las pesas y la máquina de caminar.

—¿Qué tan seguido vas al gimnasio?

—A diario, si es que puedo. Voy cuando Nicolás llega del trabajo. Trato de quedarme por una hora, más o menos.

Rosa se rió entre dientes. —¡Pues ésa puede ser la causa! Mi médico me dijo que el ejercicio fuerte puede crear una acumulación de ácido láctico en la leche materna. No es que le haga daño al bebé, pero sí puede cambiar el sabor de la leche. Te apuesto que si dejas de hacer tanto ejercicio Elián volverá a comer mejor la próxima vez que le des el pecho. Pero para estar segura, deberías llamar al pediatra mañana si sigue sin querer comer y está irritable.

El proceso natural de la lactancia materna fluctúa según los cambios en el estado de ánimo, las experiencias y el estado físico tanto de la madre como del niño. Al igual que la mayoría de las madres que amamantan a sus hijos, usted pronto se acostumbrará a las respuestas típicas a tales cambios tanto suyas como de su bebé, y ajustará sus prácticas de lactancia según sea necesario. Con el tiempo, descubrirá que su leche fluye más copiosamente cuando amamanta al bebé en un lugar tranquilo y usted está serena; que si su bebé está nervioso al mamar es posible que se sienta mal y deba ser llevado al pediatra; y que el dolor y la irritación de sus pezones se puede curar cambiando la posición de lactancia.

En ocasiones, sin embargo, pueden surgir situaciones que la sorprendan. Es posible que de repente su bebé parezca no estar interesado en mamar o que por el contrario, frote la nariz desesperadamente contra su pecho como si no pudiera obtener suficiente comida. Tal vez le inquiete contagiarlo de una enfermedad que usted haya contraído. O hasta es posible que su cuerpo deje de producir leche materna mucho antes de que usted esté lista para destetar al bebé. Si teme que tales situaciones pongan en riesgo la salud de su bebé o si le causan a usted dolor físico, es importante que busque soluciones lo más pronto posible. Este capítulo cubre los tropiezos más comunes que se interponen con una lactancia exitosa. En muchos casos, los tratamientos y soluciones que se ofrecen aquí bastarán para ayudarla a superar el problema. De no ser así, busque la ayuda del pediatra o del médico de familia, especialista en lactancia o voluntaria de la Liga de La Leche.

¿POR QUÉ ME DUELEN? TRATAMIENTO DE LOS PECHOS ADOLORIDOS

—Cuando empecé a amamantar a Sergio, tuve problemas para que se agarrara al pecho —recuerda Lina—. Siempre trataba de chupar sólo el pezón en lugar de agarrar toda la areola con su boca. Cuando volvimos del hospital, mis pezones estaban cuarteados y adoloridos debido a nuestras sesiones de lactancia. El dolor era tan intenso, que estaba a punto de recurrir a leche de fórmula. Por fortuna, la pediatra me mostró algunas posiciones nuevas de lactancia cuando llevé al bebé para un chequeo un par de días después. Le ayudó a Sergio a agarrarse mejor, y esto también me ayudó a mí a sentirme mucho más cómoda al amamantarlo. También me hizo ver que las almohadillas forradas de plástico que tenía puestas para absorber la leche que se escurría tendían a mantener mis pezones húmedos, lo que empeoraba la irritación. Una vez que dejé de usarlas y empecé a usar las nuevas posiciones de lactancia en casa, me sentí mucho mejor. Me alegro de haber encontrado un modo de solucionar el problema en lugar de rendirme.

En el Capítulo 4, exploramos las razones del por qué la habilidad de su bebé para agarrarse apropiadamente al pecho es el primer paso esencial para que aprenda a amamantar exitosamente. Durante los días y semanas posteriores al parto, es importante que el pediatra o la especialista en lactancia verifique que el bebé se está agarrando bien al pecho materno, puesto que un agarre inadecuado puede disminuir seriamente la cantidad de leche que el bebé consuma así como la producción de leche materna. Un mal agarre además puede hacer que los pezones tengan dolorosas grietas que harán que la lactancia sea molesta hasta que se curen.

Muchas mujeres notan que durante los primeros días sus pezones son un tanto sensibles hasta que se acostumbran a la lactancia. Para prevenir

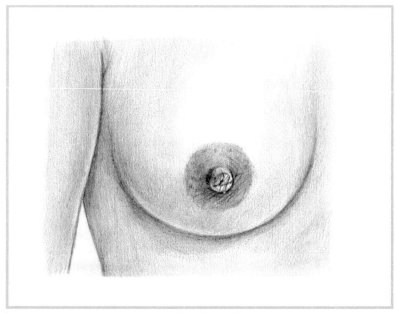

Los pezones cuarteados pueden ser el resultado de un agarre
indebido por parte del bebé.

la irritación, lávese los senos con agua tibia cuando se esté bañando y
evite ponerse jabón, ya que éste puede resecar e irritar los pezones.
Si sus pezones llegaran a estar adoloridos o incluso cuarteados,
cerciórese de que cuando esté amamantando al bebé, los labios y las
encías del mismo estén tomando toda la areola y no sólo el pezón. De
ser posible, varíe la posición del bebé en cada toma. Evite la humedad
excesiva entre una y otra toma. Si está usando pezoneras de plástico para
el tratamiento de pezones invertidos, quíteselos después de 30 minutos,
puesto que estos artefactos retienen la humedad. Por el mismo motivo,
absténgase de usar almohadillas de lactancia forradas de plástico.
Después de cada toma, séquese suavemente los pezones y después úntese
calostro, leche materna o lanolina purificada tipo medicinal para
aliviarlos y hacer que sanen. (Las cremas y ungüentos por lo común no
ayudan a aliviar el problema y de hecho pueden hacer que empeore.)
Si con estos pasos el problema no se resuelve, pida ayuda a su médico,
especialista en lactancia o voluntaria de la Liga de La Leche. En la
mayoría de los casos, el dolor de los pezones es algo temporal y no
debería interponerse en el camino de una lactancia exitosa.

◆ OBSTRUCCIÓN DE LOS CONDUCTOS LÁCTEOS

Durante el curso de la lactancia, es posible que a veces sienta los pechos adoloridos o que note una pequeña protuberancia roja o irritada en un seno que le duele al tocarla. Esta protuberancia puede ser el resultado de la obstrucción de un conducto lácteo y debe ser tratada cuanto antes puesto que puede conducir a una infección mamaria. El mejor tratamiento inicial para un conducto obstruído es seguir amamantando, procurando en lo posible vaciar el seno en cada toma. (Si de repente deja de dar de lactar, su seno probablemente se congestionará, lo que puede agravar la condición y conducir a una infección.) Antes de cada toma, dése un masaje suave en cada seno —comenzando por los extremos de afuera y siguiendo hacia el pezón— prestando particular atención al área firme. Amamante al bebé lo más seguido posible y por el mayor tiempo posible, ofreciéndole primero el pecho adolorido si es que lo puede tolerar, puesto que el bebé mamará más vigorosamente del primer pecho y por lo tanto lo vaciará más efectivamente. Extráigase leche de ese seno después de cada toma si su bebé no ha aliviado la llenura por completo. Apliquese toallitas mojadas en agua tibia al grado que sean tolerables en el seno afectado varias veces al día (o dése varios baños de tina o duchas tibias), masajeándose con suavidad el área que rodea el conducto obstruído, bajando hacia el pezón. Si la protuberancia del seno persiste por más de unos cuantos días, aumenta de tamaño o se pone más roja, o si usted empieza a tener fiebre o malestar significativo, pida una cita con el médico.

El quitarle presión a sus senos la ayudará a prevenir la obstrucción de los conductos. Para tal fin, use ropa que no le apriete (evite camisetas y sostenes apretados así como sostenes con alambres; use una talla de sostén más grande o no se ponga sostén por un tiempo); varíe las posiciones de lactancia de tal modo que el bebé vacíe todas las áreas del seno por igual; además no duerma boca abajo. Si nota que hay leche seca taponando los orificios de sus pezones, láveselos delicadamente con agua tibia luego de cada sesión de lactancia. Si la obstrucción de los conductos sigue presente, puede indicar un problema con el agarre del bebé al pecho o con la posición de lactancia que usted está empleando. Pida una cita con el pediatra o la especialista en lactancia para corregir estos problemas.

◆ CONGESTIÓN DE LOS SENOS

Es posible que los senos le duelan en aquellos momentos en que están congestionados, o tan llenos al punto de causar incomodidad. La mayoría de las mamás han sentido esa sensación de llenura en los senos en uno u otro momento a medida que su cuerpo se reajusta a las demandas cambiantes del bebé por leche materna. Un poco de llenura durante los primeros días después del parto es normal, pero una congestión excesiva puede ser muy dolorosa. Darle de comer al bebé con frecuencia según lo demande ayuda a prevenir la congestión de los senos. Pero si su bebé está amamantando tan a menudo como quiere y está ganando peso, tal vez usted tenga que tomar otras medidas para aliviar la presión en sus mamas. Por ejemplo, puede empapar una toallita en agua tibia y ponérsela sobre los senos o darse una ducha de agua tibia antes de alimentar al bebé. También podría serle de ayuda exprimirse una pequeña cantidad de leche antes de amamantar al bebé, ya sea manualmente o con un extractor de leche (véase el Capítulo 9). En caso de una congestión excesiva de los senos, póngase compresas frías o paquetes de hielo entre toma y toma para aliviar el malestar y reducir la hinchazón.

Las molestias debidas a la congestión de los senos también se pueden aliviar alimentando al bebé en más de una posición. Varíe la postura, ya sea sentada, acostada y usando la posición de rugby (véase el Capítulo 4). Dése un masaje suave en los senos desde la axila y bajando hacia el pezón para ayudar a reducir el dolor y promover el flujo de leche. Si tiene eyecciones fuertes de leche que hacen que su bebé se atragante, trate de darle el pecho estando acostada con el bebé encima de usted. Haga una pausa a mitad de la sesión para exprimirse un poco más de leche si su bebé comienza a atragantarse. Aunque no es conveniente tomar ninguna medicina sin la aprobación del médico, el acetaminofén o el ibuprofeno podrían aliviar el dolor y son inofensivas si se toman ocasionalmente durante la lactancia. Mientras tanto, la mejor solución a la congestión de los senos es seguir dándole el pecho al niño. Muy pronto su suministro de leche se ajustará mejor a las demandas de lactancia del bebé y usted se sentirá mucho más cómoda.

Por extraño que parezca, un tratamiento para la congestión de los senos que ha surtido efecto a muchas madres que amamantan es el repollo. Las hojas bien lavadas y refrigeradas de repollo se pueden ya sea partir en trozos más pequeños o dejarlas enteras y aplicarlas directamente a los senos. Las hojas enteras se amoldarán a la forma del seno si primero se les quita la vena central grande. Estas hojas se pueden dejar contra el seno cubiertas por el sostén por el tiempo que se desee o hasta que empiecen a calentarse y marchitarse. Las hojas marchitas se pueden reemplazar por hojas frescas y frías. Para tal fin se puede usar ya sea repollo verde o rojo, pero es más probable que el rojo deje una mancha en el sostén o la ropa. Muchas madres sienten un alivio del dolor o la hinchazón a las pocas horas de aplicarse el repollo. Hay pocas investigaciones clínicas sobre el uso del repollo para la congestión de los senos y se desconoce el modo exacto en que el mismo disminuye la hinchazón, pero el tratamiento parece ser inofensivo. Algunas madres han recurrido a la aplicación habitual de repollo para disminuir la hinchazón o molestia que se presenta con el destete, especialmente si el destete ocurre en un período de tiempo relativamente breve. El repollo debe ser usado sólo hasta que la hinchazón y el dolor empiecen a remitir. El contínuo uso del repollo podría disminuir el suministro de la leche, es decir hacer que la leche comience a "secarse".

◆ **MASTITIS**

Cuando un área del seno no se vacía lo suficiente, pueden empezar a desarrollarse bacterias en esa área causando una infección conocida como mastitis. Los síntomas de la mastitis incluyen hinchazón, sensación de ardor, enrojecimiento o dolor. Así mismo la madre puede tener fiebre, síntomas parecidos a los de un resfriado o dolores generalizados. Si usted tiene cualquiera de esos síntomas, notifíquelo a su médico de inmediato. El tratamiento consiste en compresas tibias y antibióticos, así como sesiones frecuentes de lactancia, descanso, muchos líquidos y calmantes para el dolor. Si el médico receta antibióticos para la mastitis, es importante terminar de tomar la cantidad recetada. A muchas madres les inquieta que el antibiótico sea transmitido a la leche materna y que afecte al bebé, así que no se toman la medicina o la suspenden antes de lo recomendado. Los antibióticos que se dan para tratar la mastitis por lo general no causan problemas al niño lactante y el dejar de tomar el curso completo de la medicina podría incrementar la posibilidad de desarrollar otro episodio de la infección.

Es importante que siga amamantando al bebé mientras tiene mastitis, puesto que las tomas frecuentes le ayudarán a vaciar los senos e impedirán que la infección se disemine. A su bebé no le hará daño tomar de su leche. Si le resulta muy doloroso amamantar al bebé con el pecho infectado, muévalo al otro pecho y ábrase ambos lados del sostén para dejar que la leche fluya del seno adolorido a una toalla o tela absorbente. El extraerse leche del seno afectado con frecuencia usando un extractor, también ayudará a aliviar la presión y a acelerar el proceso de recuperación.

¿PUEDO CONTAGIARLO? ENFERMEDADES E INFECCIONES LEVES

Es posible que durante el curso de la lactancia usted atrape un resfriado, la gripe, una infección bacteriana o cualquier otra enfermedad habitual. En tal situación, es posible que usted se pregunte si el bebé se contagiará a través de la leche materna. Si amamanta a su hijo, es posible que éste ya haya estado expuesto a la enfermedad para el momento en que usted tenga síntomas. Es mejor seguir dándole el pecho, para que los anticuerpos que su propio organismo ha producido pasen a través de la leche y protejan al bebé. Si deja de darle el pecho al bebé cuando usted tenga síntomas de un resfriado o gripe, en realidad reducirá la protección del bebé y aumentará la posibilidad de que el niño se contagie o de que se enferme más en caso de contagiarse. Incluso en caso de que la madre padezca enfermedades más serias —como cirugía de la vesícula o infección severa— por lo general es posible seguir amamantando al bebé o, al menos, interrumpir la lactancia sólo por un corto tiempo. Si no está segura de si una enfermedad o infección en particular afecta la lactancia, pida el consejo del pediatra.

Algo que parece estar presente entre madres que dan de lactar o bebés lactantes son las infecciones por levaduras u hongos. Las aftas son particularmente comunes entre mujeres que padecen de diabetes y a veces se presentan cuando la madre o el bebé han completado un tratamiento con antibióticos. Los signos de aftas en el bebé incluyen manchas blanquecinas de aspecto lechoso o una capa que cubre el interior de la boca. Además de esto, el niño puede presentar dermatitis en la zona del pañal causada también por los hongos. Si la infección está en los pezones de la madre, puede presentarse en forma de costras o escamas rosadas, brillantes y húmedas. La madre puede experimentar una sensación de quemazón en los pezones o senos mientras amamanta al bebé o después de hacerlo, incluso si no presenta otros síntomas o signos de infección.

Para impedir contraer aftas, mantenga sus pezones limpios y secos. Cámbiese las almohadillas de lactancia cuando estén húmedas y lávese las manos a menudo. No olvide hervir o por lo menos lavar muy bien con agua y jabón cualquier cosa que vaya a la boca del bebé, incluyendo aros de dentición, chupetes, mamaderas y juguetes. Si encuentra signos de aftas en la boca del bebé o sospecha que usted puede tener una infección por levaduras u hongos en los senos, comuníquese con su médico y el pediatra del niño. Siga siempre el tratamiento recetado y continúe el tratamiento hasta después de varios días de que los síntomas hayan mejorado o de lo contrario la infección podría reaparecer. No dependa únicamente de medicinas sin receta médica o de remedios caseros, puesto que éstos probablemente no curarán la infección por completo. Es importante que tanto usted como el bebé sean tratados a la vez, aun cuando uno solo presente síntomas. Esto ayuda a prevenir que se pasen la infección mutuamente. Su médico podría recomendarle descartar cualquier leche materna que se haya extraído mientras tenía aftas y que haya congelado, puesto que los hongos pueden contaminar la leche y éstos no se destruyen con el frío. Mientras está siendo tratada, puede y debe seguir amamantando al bebé directamente. Aunque las aftas se contagian fácilmente de madre a hijo (así como entre compañeros sexuales —una posible causa de su infección), el dejar de amamantar al bebé no curará la condición una vez se haya desarrollado.

Ayuda experta

CUÁNDO LLAMAR AL PEDIATRA

La mayoría de problemas rutinarios que se presentan durante la lactancia materna se pueden prevenir fácilmente o remediar rápidamente. No obstante, hay momentos en los que es vital que su hijo sea examinado por el pediatra sin demora alguna. La negativa a mamar del pecho puede ser una señal de enfermedad que necesita de pronta atención. Si su bebé no quiere mamar del pecho por cualquier motivo, o si usted está teniendo problemas para amamantarlo, haga una cita con su pediatra cuanto antes. Si el bebé sigue alimentándose mal, su suministro de leche comenzará a disminuir, así que mientras el bebé es evaluado por el pediatra, es recomendable que usted se extraiga leche.

Otras conductas o condiciones infantiles que requieren de atención médica *inmediata* comprenden inquietud extrema, fiebre, pobre coloración de la piel, adormilamiento durante las tomas, tos o dificultad para respirar. Los vómitos repetidos y la reducción en la orina también pueden ser signos peligrosos. Todos estos hallazgos son particularmente preocupantes en bebés de muy corta edad.

¿POR QUÉ SERÁ QUE NO COME? PROBLEMAS COMUNES DE ALIMENTACIÓN

Los problemas de alimentación ocurren por diversas razones, muchas de las cuales varían según la edad. En el Capítulo 4 describimos impedimentos muy tempranos a la alimentación del bebé, como el hecho de que el recién nacido estuviera muy adormilado o no pudiera agarrarse al pezón. La mayor parte de estos retos se pueden afrontar a través de una instrucción en lactancia apropiada por parte de una enfermera o especialista en lactancia, así como el establecimiento natural del ritmo de lactancia. Por lo tanto, puede ser toda una sorpresa que su bebé empiece a resistirse a la lactancia semanas o incluso meses después, cuando usted pensaba que ya no iba a tener problemas en ese sentido.

Si esto le llega a ocurrir, algo que debe considerar es si el sabor de su leche ha cambiado. El sabor de la leche materna puede cambiar por diversas razones, incluyendo las siguientes:

- está comiendo algo nuevo,
- está tomando una nueva medicina,
- un nuevo embarazo, lo que a veces hace que los bebés lactantes se desteten a sí mismos unas cuantas semanas o meses después de que la madre concibe,
- ejercicio fuerte, lo que puede llevar a una acumulación temporal de ácido láctico,
- infección mamaria, tal como mastitis,
- un cambio en el sabor de su piel por haberse puesto lociones, cremas o aceites en los senos.

El evitar el nuevo alimento, cambiar la medicina que está tomando o suspenderla de ser posible, hacer ejercicio menos fuerte o abstenerse de ponerse aceite o cremas en los senos podría ser todo lo que necesita para animar al bebé a volver a amamantar al ritmo normal. Si usted tiene mastitis, busque tratamiento médico cuanto antes y anime al bebé a amamantar con el fin de vaciar sus pechos. Una vez que la infección sea tratada y haya remitido, el sabor de su leche volverá a ser normal. En caso de que esté embarazada de nuevo, podrá ayudar al bebé a ajustarse al nuevo sabor de su leche materna si es persistente y paciente y se abstiene de ofrecerle leche de fórmula como una alternativa.

Si su bebé comienza a acostumbrarse a tomas cortas y frenéticas que parecen indicar que está desesperadamente hambriento, simplemente puede indicar que su reflejo de eyección o bajada de leche está ocurriendo a un ritmo más lento del que el bebé quisiera. Si éste es su caso, dése un masaje en los senos y extráigase un poco de leche antes de comenzar a amamantar al bebé. De este modo, su leche fluirá más rápidamente desde el comienzo de la toma y el niño se sentirá más satisfecho.

Si no cree que el sabor de su leche materna haya sido alterado o que su reflejo de eyección esté causando el problema, piense si está experimentando un nivel alto de tensión o estrés. Ese tipo de molestias emocionales pueden ser comunicadas al bebé, impidiendo que éste se dedique a comer bien. Es obvio que no siempre podemos erradicar el estrés de nuestras vidas, pero durante los momentos previos a las tomas, procure alejar de su mente los pensamientos que la mortifican. Las sesiones de lactancia más relajadas no sólo ayudarán a su bebé a obtener más leche sino que también pueden disminuir su propio nivel de estrés. Mientras tanto, busque modos de mejorar el ritmo de su vida cotidiana.

También es posible que la propia condición del bebé le haga difícil amamantar. Una disminución del interés en la lactancia —posiblemente acompañada de letargo, fiebre, vómito o diarrea, tos o dificultad para respirar— podría ser indicativo de una enfermedad. Si su bebé se resiste a tomar del pecho o a usted le preocupa que el niño esté enfermo, consulte con el pediatra o médico de familia.

Si el niño está enfermo, esto puede afectar sus patrones de alimentación y su deseo de mamar, disminuyendo por consiguiente la cantidad de leche materna que recibe. Si está resfriado y tiene la nariz congestionada, esto puede impedirle que respire bien mientras mama del pecho, o si tiene una infección de oído, puede sentir dolor al mamar. El despejar las vías nasales del niño con el uso de una pera de succión antes de darle de comer, puede ayudarle a descongestionar la nariz temporalmente. Si al niño le están saliendo los dientes, puede sentir dolor en las encías mientras amamanta. Como señalamos anteriormente, las aftas en la boca hacen que el niño sienta dolor al mamar y requieren de atención médica.

Algunos bebés succionan una gran cantidad de leche pero luego regurgitan o escupen una buena porción de la misma después de cada toma. La regurgitación es una reacción común durante o después de las tomas, y algunos bebés tienen más tendencia a regurgitar que otros. No debe preocuparle, sin embargo, que esta regurgitación impida que su bebé obtenga leche suficiente para alimentarse. Esto (al igual que el hipo) puede reducirse a un mínimo procurando que sus sesiones de lactancia sean lo más calmadas, silenciosas y plácidas posibles. Evite interrupciones, ruidos repentinos, luces brillantes y otras distracciones. Mantenga al bebé derecho durante las tomas y justo después de las mismas, y procure hacerlo eructar cuando termine de mamar de cada pecho. No lo mueva bruscamente ni juegue vigorosamente con él cuando haya acabado de comer. Si vomita con fuerza varias veces o si nota que su vómito tiene sangre o manchas verdes oscuras, llame al pediatra cuanto antes. El regurgitar o escupir un poco de leche de vez en cuando ocasiona más un problema de lavandería que un problema médico. Por fortuna, la leche materna no tiene un olor tan ácido y no mancha la ropa tanto como la leche de fórmula.

◆ DESHIDRATACIÓN

Como siempre, el mejor modo de cerciorarse de que su bebé está tomando suficiente leche es estar pendiente de su condición física, su ganancia de peso y el contenido de sus pañales. Es muy importante llamar al pediatra si nota que su hijo no está mostrando el interés habitual en comer, tiene la boca o los ojos secos o si está mojando menos pañales de lo usual. Todos éstos pueden ser signos de deshidratación. La deshidratación severa, aunque no es común en los bebés que reciben una lactancia materna adecuada, puede ser extremadamente peligrosa o incluso fatal, y es más probable que ocurra cuando un bebé de corta edad se niega a comer o tiene vómitos o diarreas frecuentes.

PROBLEMA RESUELTO

—¿Rosa? Soy Vanesa.

—¡Hola Vanesa! ¿Cómo está Elián?

—Por eso te llamaba. Sólo quería darte las gracias. Esta semana su apetito ha aumentado mucho desde que reduje mis sesiones en el gimnasio a tres horas y media a la semana. Creo que se está desquitando del tiempo perdido.

—¡Qué bueno! Así que ésa *era* la razón. Tal como me lo imaginé. Eso mismo me pasó a mí con mi segundo bebé.

—¿De verdad? Pues también lo llevé donde el doctor Rueda, pero lo encontró bien. Parece que el problema sí se debía a un cambio en el sabor de la leche materna. Como quiera que sea, tengo que darte las gracias. Créeme, ni en sueños hubiera imaginado que el hacer tanto ejercicio pudiera afectar los hábitos alimentarios de Elián.

—Pues ya lo ves, todo es cuestión de experiencia. Me alegro que ambos estén bien.

—Ambos estamos bien y sigo amamantándolo. Y a juzgar por la forma como Elián está disfrutando de sus comidas, creo que pasará un buen tiempo antes de que deje de hacerlo.

CAPÍTULO 9

Lactancia materna más allá de la infancia

"Mi hija tiene once meses y no tengo planes de destetarla por lo pronto. Estamos tan sintonizadas la una con la otra gracias a la lactancia materna, que siento que esto facilitará otras áreas de su crianza, como la disciplina".

—Elisa, 25 años, mamá de Sara

A comienzos de la primavera, Jennifer estaba disfrutando de una linda tarde en un café al aire libre con su hijita Marcela de siete meses de edad, su cuñada Liz y su suegra Ana. Aunque Marcela era su primera hija, Jennifer ya se sentía veterana en el arte de la lactancia y no tenía reparos en amamantar a Marcela mientras charlaba con sus parientes. —Nunca he probado la ensalada de verduras aquí —le dijo a Ana—. ¿Sabes si...¡ay!

Jennifer de repente apartó el pecho y bajó la mirada para ver a su bebé.

—¿Qué te pasó? —le preguntó Liz.

—¡Marcelita me mordió! —dijo Jennifer riéndose—. ¡Creo que ya le salió un diente!

Jennifer alzó a Marcela para contemplar el primer dientecito blanco que brotaba de su encía mientras Liz comentaba irónicamente: —Dile adiós a la lactancia. Recuerdo cuando le salió su primer diente a Robertico. Lo desteté tan rápido, que el pobre ni se dio cuenta.

—¿Por qué? —preguntó Jennifer dándole a Marcela un besito en la cabeza antes de volverla a acercar a su pecho—. Se puede seguir amamantando a un bebé luego de que le salgan los dientes. El hecho de tener dientes no significa que ya no puedas darle el pecho.

—¿Por cuánto tiempo piensas seguir amamantándola? —preguntó Ana atónita—. Yo no les di el pecho a mis bebés ni un solo día.

—Pues eso fue la generación anterior —Jennifer comentó—. Fue antes de descubrir que la leche materna es mucho mejor para un bebé que la leche de fórmula. Muchas mujeres amamantan a sus hijos hasta los dos años, más o menos—. Bajó la mirada contemplando a su hijita mamar plácidamente—. No sólo se trata de nutrición —agregó—. Cada vez que Marcela tiene hambre y le ofrezco el pecho, le estoy mostrando de un modo muy elemental que estoy con ella cuando lo necesita y que colmaré sus necesidades. Incluso cuando estoy en el trabajo y le dan en un vaso la leche que me he extraído, creo que recibe el mensaje de que puede contar con mami para todas esas cosas importantes. Por eso seguiré dándole el pecho después de cumplir su primer año.

MÁS ES MEJOR

La intuición de Jennifer sobre el valor de la leche materna más allá de los primeros meses de la infancia es absolutamente correcta. Sin embargo, al igual que ella, es posible que usted se enfrente a la sorpresa o incluso la reprobación de algunas personas a medida que usted sigue amamantando a su bebé más allá de los seis meses de edad o después de que haya cumplido su primer año de vida. Nuestra reciente historia cultural de elegir la alimentación con leche de fórmula por encima de la lactancia materna, ha conducido a una confusión sobre cuál es el período de tiempo "normal" para amamantar a un niño. Aunque la mayoría de la gente sabe que en muchos países es común que las madres amamanten a sus hijos hasta los dos años de edad, más o menos, la imagen de un bebé mayor mamando del pecho de su madre aún sigue sorprendiendo a muchas personas en los Estados Unidos. Incluso algunas madres que han observado los beneficios de la lactancia materna asumen que el primer diente, el primer paso o el primer bocado de comida es un signo de que deben de dejar de darles el pecho a sus hijos.

Por fortuna, la situación está cambiando. Más y más familias están al tanto de las recomendaciones de la Academia Americana de Pediatría de alimentar al bebé exclusivamente con leche materna durante aproximadamente los primeros seis meses, y después seguir dándole de lactar junto con la introducción de alimentos sólidos *por lo menos* hasta su primer cumpleaños y más allá según lo deseen mutuamente madre e hijo.

Así como su leche materna suministra el alimento perfecto para su recién nacido, ésta seguirá satisfaciendo las necesidades nutricionales, inmunológicas y emocionales del niño en crecimiento. A medida que su hijo crece, la relación que tiene con usted como madre que lo amamanta, también se desarrollará. Llegará a entender, de un modo en el que no hacen falta palabras, que a pesar de que su mundo se expande, puede seguir contando con usted para obtener sustento físico y emocional. ¡Qué maravillosa lección tanto para usted como para su pequeño!

LOS PRIMEROS SEIS MESES

Es magnífico saber que usted ha superado las incertidumbres o retos que pudiera haber experimentado durante las primeras semanas de lactancia Ahora que los dos han establecido una cómoda relación, su bebé sin duda se ha convertido en un lactante diestro y su suministro de oferta y demanda de leche se ha estabilizado hasta cierto grado. Probablemente ya se habrá acostumbrado al estilo particular de lactancia de su bebé. Tal vez también haya experimentado lo que es amamantar en público y tenga una buena idea de qué prendas de vestir, posiciones y lugares le son más efectivas. Con el tiempo, verá que la lactancia es un proceso perfectamente natural y casi automático a medida que sale más y más con su hijo. Podrá anticipar a qué hora aproximadamente su bebé querrá comer, responder rápidamente a las señales tempranas de hambre que dé el niño y reservar un tiempo para las tomas cuando vaya a hacer diligencias o salga en auto. A medida que pasa más tiempo alejada del niño, se acostumbrará a extraerse leche materna con anticipación para que su bebé pueda tomarla en un vaso o biberón durante su ausencia.

◆ OFERTA Y DEMANDA: CAMBIOS EN SU RITMO DE LACTANCIA

El acostumbrarse a los hábitos de lactancia de su bebé no significa que éstos nunca cambien. Como señalamos en el Capítulo 6, después de las primeras semanas, las tomas se vuelven poco a poco menos frecuentes llegando a caer en un horario de tomas más regular durante el día y la noche. Aun así y por diversos motivos, los bebés en crecimiento repentinamente pueden aumentar o disminuir su demanda de alimento, lo que resulta en un aumento o reducción inesperada en el número o la duración de las sesiones de lactancia al día. De hecho, la repentina insistencia de un lactante "regular" por obtener más alimento, por lo común indica un "estirón", es decir un incremento temporal en su ritmo de crecimiento que requiere un aumento de calorías. Un incremento marcado en la actividad del niño, tal como aprender a gatear o caminar, también podría hacer que coma con más frecuencia ya que está quemando más calorías, o bien que coma con menos frecuencia debido al interés que le despierta su nueva actividad. Incluso si usted está pasando por una etapa de estrés o excesiva actividad —lo que puede hacer que disminuya su suministro de leche— el bebé podría parecer más hambriento y querer mamar más a menudo.

El mejor modo de responder al aumento en la demanda del bebé es amamantarlo con más frecuencia durante el curso de varios días con el fin de incrementar la producción de leche materna y así satisfacer las necesidades del niño. (Durante esta época, no olvide descansar lo suficiente y tomar una cantidad adecuada de líquidos.) A su bebé le complacerán esas tomas adicionales y, poco a poco, su apetito volverá a disminuir a medida que su ritmo de crecimiento se empareja, su nivel de actividad se estabiliza o el suministro suyo de leche se ajusta. Tenga en cuenta, también, que si el bebé comienza a tener arrebatos de hambre alrededor de los seis meses, puede estar demostrando que está listo para empezar a comer alimentos sólidos. A medida que comienza a recibir esta nutrición adicional, gradualmente dependerá menos de su leche materna para obtener las calorías que necesita.

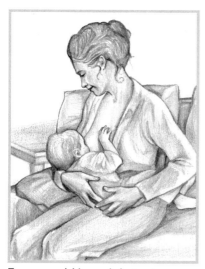

Es recomendable que la lactancia materna sea la única fuente de nutrición para su bebé hasta los seis meses. A partir de ahí debe continuar, junto con la introducción de alimentos sólidos, hasta por lo menos el primer año de edad.

◆ PÉRDIDA DE APETITO

En otros momentos puede encontrarse con que su bebé mayorcito ha perdido abruptamente el apetito, comiendo por periodos cortos o negándose del todo a mamar. En el Capítulo 8 comentamos las razones del por qué los bebés en crecimiento podrían perder el interés en la lactancia. En algunos casos, sin embargo, el motivo por el cual su bebé tiene menos apetito no será aparente de inmediato. Si usted ha repasado y descartado las posibles causas de pérdida de apetito que se mencionan en el Capítulo 8 y ha llevado al bebé a que lo examine el pediatra y éste lo ha encontrado en buen estado de salud, posiblemente lo único que puede hacer es tener un poco de paciencia.

Mientras tanto, resístase a la tentación (o a la insistencia de los demás) de ofrecerle al bebé leche de fórmula o incluso un biberón con leche materna como solución a este problema. Al usar leche de fórmula, se reducirá su nivel de producción de leche aún más. Al recurrir al biberón, puede desalentar al bebé a volver al pecho una vez que quiera y pueda (por lo común luego de un par de días). Hay soluciones mejores como ofrecerle su pecho cuando el bebé esté dormido y no recuerde que lo ha estado rechazando, ensayar nuevas posiciones de lactancia que puedan ser más cómodas para el bebé, amamantarlo en un ambiente calmado y a media luz, sin distracciones del equipo de música o la televisión, y alimentarlo con su leche materna con una cuchara, gotero o vaso si aún le sigue preocupando el hecho de que no esté mamando lo suficiente.

Con el tiempo, su bebé probablemente terminará por recuperar su interés en ser amamantado. De no ser así, es posible que ya esté listo para ser destetado o para que le empiece a dar alimentos sólidos como parte de su dieta. Como siempre, lo mejor es seguir las pautas que dé el bebé, brindándole la nutrición que se ajuste mejor a él.

◆ **¿ESTÁ CRECIENDO?**

A medida que su hijo crece, es importante seguir pendiente de su peso para cerciorarse de que está obteniendo la nutrición que necesita. Consulte las tablas de crecimiento estandarizadas de las páginas 168 a 171 para niños desde el nacimiento a los 36 meses de edad y cerciorarse de que su hijo sigue creciendo a un ritmo aceptable. Pida a su pediatra que le ayude a interpretar el crecimiento de su propio hijo.*

Si su bebé tiene más de tres meses y recientemente ha dejado de ganar peso o incluso lo ha perdido, consulte con el pediatra, puesto que los niños de esa edad deben seguir ganando peso, aun cuando el ritmo de ganancia se haya reducido un poco. Un bebé que se distrae con facilidad, que es muy activo o impaciente y que no come por el tiempo suficiente durante una sesión, podría necesitar un lugar más tranquilo para amamantar, así como cambiar de pecho a menudo con el fin de mantener el interés. Si usted ha empezado a usar un chupete, columpio para bebé u otro artefacto para calmar al niño cuando está irritable, trate en cambio de ofrecerle su pecho, incrementando así el número de oportunidades que tendrá para comer. Si le están saliendo los dientes (notará que babea más y tal vez se chupe el puño cerrado) y por lo tanto disfruta menos de la hora de comer, acorte las sesiones de lactancia pero auméntelas en frecuencia y déle un aro de dentición de una sola pieza después de cada toma. De nuevo, éstas son soluciones simples a los problemas más comunes que interfieren temporalmente con la lactancia materna. Pero si el bebé continúa negándose a mamar, es de vital importancia que el pediatra lo examine, así como consultar con una especialista en lactancia sobre cómo mantener su suministro de leche materna entre tanto.

---

*Tenga en cuenta que entre los tres y los doce meses de edad, el promedio de peso de los bebés amamantados es ligeramente inferior al de los bebés alimentados con leche de fórmula. Las curvas de crecimiento estandarizadas que se usan en EE.UU., derivadas del análisis de datos de crecimiento en bebés predominantemente alimentados con leche de fórmula, sobrestiman las necesidades calóricas. Los bebés amamantados regulan mejor su consumo que los bebés alimentados con fórmula, quienes tienen mucha mayor propensión a ser sobrealimentados. Aún no disponemos de curvas de crecimiento estandarizadas para bebés que reciben únicamente leche materna o, más adelante, que reciben leche materna junto con sólidos adicionales.

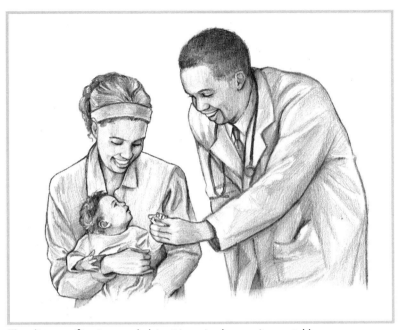

El pediatra verificará que su bebé esté creciendo a un ritmo estable.

Aunque un aumento demasiado rápido de peso durante los primeros meses nunca implica un problema (un bebé de corta edad siempre debería ser amamantado cuando parezca tener hambre), es posible que usted comience a preguntarse si su regordete bebé de más edad está comiendo demasiado seguido. Éste puede ser el caso de algunos bebés a los que se les ofrece el pecho constantemente, incluso cuando no han dado muestras de tener hambre. Si cree que su bebé no tiene hambre, explore con él otros modos de estimularlo o calmarlo (tales como "hacerle caballito", jugar a "taparse la cara" con su hermanito o mecerse en los brazos de papá). Pero no se inquiete demasiado por el exceso de peso ganado durante el primer año. El hecho es que la mayoría de bebés lactantes regulan muy bien su consumo de leche materna para satisfacer sus necesidades y muy pocos tienen un sobrepeso significativo. Su bebé probablemente comenzará a perder el exceso de grasa a medida que se torne más activo físicamente a partir de los seis meses de edad.

TABLAS DE CRECIMIENTO: DESDE EL NACIMIENTO A LOS 36 MESES

Niños, desde el nacimiento a los 36 meses

PERCENTILAS DE LONGITUD SEGÚN LA EDAD Y PESO SEGÚN LA EDAD

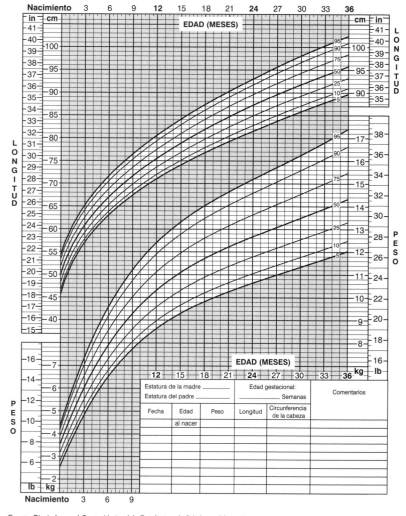

Fuente: Diseñado por el Centro Nacional de Estadísticas de Salud en colaboración con
el Centro Nacional para la Prevención de Enfermedades Crónicas y la Promoción de la Salud (2001).
http://www.cdc.gov/growthcharts
Reimpreso por la Academia Americana de Pediatría
Las recomendaciones que figuran en esta publicación no deben indicar un curso exclusivo de tratamiento ni
servir como cuidado médico reglamentario. Podría haber variaciones según las circunstancias individuales.

Niños, desde el nacimiento a los 36 meses

PERCENTILAS DE CIRCUNFERENCIA DE LA CABEZA SEGÚN LA EDAD Y PESO SEGÚN LONGITUD

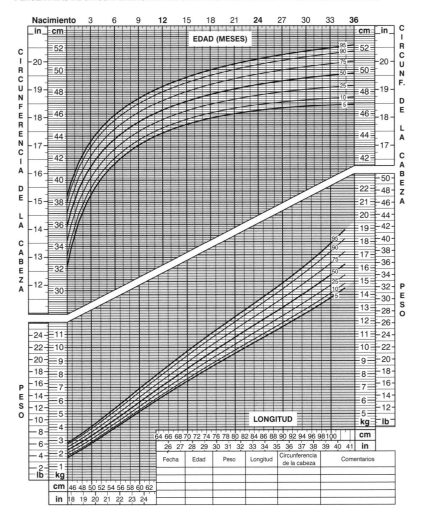

Fuente: Diseñado por el Centro Nacional de Estadísticas de Salud en colaboración con
el Centro Nacional para la Prevención de Enfermedades Crónicas y la Promoción de la Salud (2001).
http://www.cdc.gov/growthcharts
Reimpreso por la Academia Americana de Pediatría
Las recomendaciones que figuran en esta publicación no deben indicar un curso exclusivo de tratamiento ni
servir como cuidado médico reglamentario. Podría haber variaciones según las circunstancias individuales.

Niñas, desde el nacimiento a los 36 meses

PERCENTILAS DE LONGITUD SEGÚN LA EDAD Y PESO SEGÚN LA EDAD

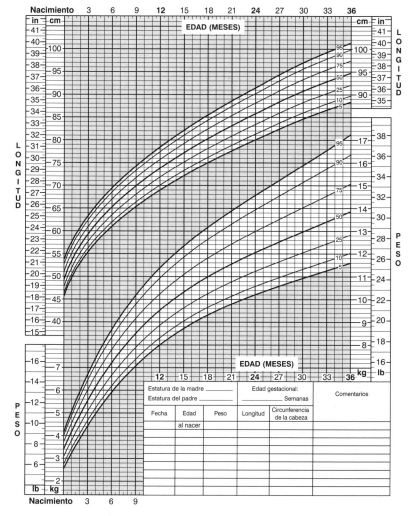

Fuente: Diseñado por el Centro Nacional de Estadísticas de Salud en colaboración con
el Centro Nacional para la Prevención de Enfermedades Crónicas y la Promoción de la Salud (2001).
http://www.cdc.gov/growthcharts
Reimpreso por la Academia Americana de Pediatría
Las recomendaciones que figuran en esta publicación no deben indicar un curso exclusivo de tratamiento ni
servir como cuidado médico reglamentario. Podría haber variaciones según las circunstancias individuales.

Niñas, desde el nacimiento a los 36 meses

PERCENTILAS DE CIRCUNFERENCIA DE LA CABEZA SEGÚN LA EDAD Y PESO SEGÚN LONGITUD

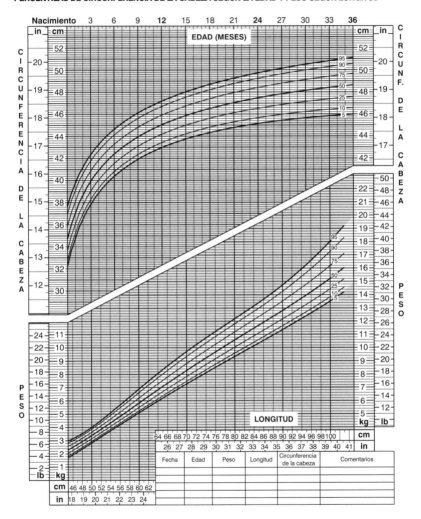

Fuente: Diseñado por el Centro Nacional de Estadísticas de Salud en colaboración con
el Centro Nacional para la Prevención de Enfermedades Crónicas y la Promoción de la Salud (2001).
http://www.cdc.gov/growthcharts
Reimpreso por la Academia Americana de Pediatría

Las recomendaciones que figuran en esta publicación no deben indicar un curso exclusivo de tratamiento ni servir como cuidado médico reglamentario. Podría haber variaciones según las circunstancias individuales.

◆ LOS DIENTES DEL BEBÉ

El primer diente de su bebé probablemente aparecerá alrededor de los seis meses de edad, aunque algunos niños nacen con uno o más dientes, y a otros sus dientes no les aparecen sino hasta que el niño tiene casi un año de edad. Como vimos en el caso de Liz al comienzo de este capítulo, muchas madres deciden que es hora de dejar de amamantar al bebé cuando notan que les ha salido su primer diente. Esto suele ocurrir porque el bebé mordisquea el pezón al final de una sesión de lactancia o porque la madre teme que la vaya a morder. No obstante, muchos bebés que ya tienen dientes (o aquellos a los que les están saliendo dientes) nunca muerden a la madre mientras están mamando. De hecho, un bebé que mama activamente no morderá, puesto que en ese momento su lengua está cubriendo sus dientes inferiores. Un bebé que mordisquea el pezón cuando empieza a retirarse del pecho al final de una toma, puede aprender a dejar de hacerlo. Es una pena que un pequeño reto como éste se interponga tan pronto en el camino de la lactancia y su relación con el lactante.

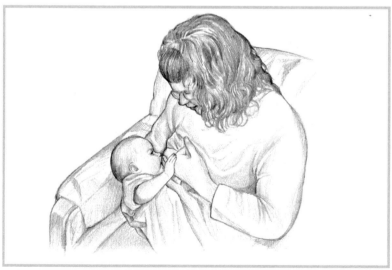

La lactancia materna puede continuar exitosamente después de que al bebé le salgan dientes.

Si a su bebé le ha salido un diente y a usted le inquieta que pueda morderla cuando termine de mamar, mantenga el dedo listo para romper la succión y retirar el pecho tan pronto como la succión rítmica del bebé se haya detenido (y antes de que el bebé comience a desviar su atención o a mostrarse juguetón). Si ya la ha mordido, diga "no" con firmeza y después retírelo de su pecho. Trate de hacerlo con la mayor dulzura y naturalidad posible. Si usted demuestra demasiado enojo o si por el contrario muestra que la cosa le parece graciosa, el bebé podría interesarse lo suficiente como para repetir el experimento. Una vez que comprenda que si muerde no podrá seguir mamando, aprenderá a reprimir el impulso. (Mientras tanto, no olvide ofrecerle un aro de dentición de una sola pieza cuando no esté dándole el pecho.)

Una vez que a su hijo le comiencen a salir los dientes, es importante tener en cuenta que incluso los bebés lactantes a veces son susceptibles a sufrir de caries dentales debido al biberón, la causa principal de caries en los infantes, lo que también puede originar serios daños a los dientes

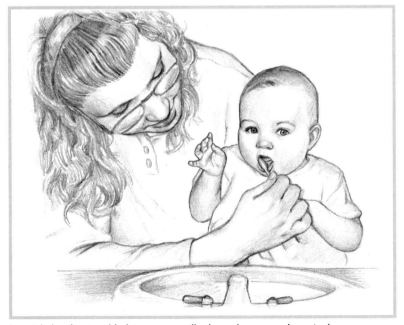

Límpiele los dientes al bebé con un cepillo de cerdas suaves después de amamantarlo para prevenir la formación de caries.

permanentes en un futuro. Puesto que las caries tempranas pueden deberse al hecho de que los dientes están cubiertos por casi cualquier otro líquido distinto al agua por períodos largos de tiempo, ocurre más comúnmente entre bebés que son acostados con un biberón con leche de fórmula o jugo. Aunque la investigación muestra que la leche materna por sí misma no promueve las caries dentales, los bebés lactantes que se quedan dormidos mientras maman y siguen agarrados al pecho durante toda la noche sin tragar la leche que les queda en la boca, también son más vulnerables a las caries dentales. Después del primer año de edad, cuando los niños comienzan a tomar biberones con líquidos azucarados o que además de ser amamantados comen alimentos con azúcares y carbohidratos, pueden sufrir de caries dentales.

El pediatra examinará los dientes de su bebé como parte del chequeo del primer año, así como posteriormente. Mientras tanto, no olvide retirar el pecho de la boca del bebé una vez que éste se haya quedado dormido, así como limpiarle las encías y los dientes con un trozo de gasa o un pañito humedecido en agua después de cada toma y antes de acostarlo a dormir en la noche. Para estimular encías sanas y una buena higiene oral en el bebé, es una buena idea limpiarle las encías al menos una vez al día a partir del nacimiento, incluso antes de que le hayan brotado dientes. Cuando el niño ya tenga varios dientes, empiece a lavarle los dientes a diario con agua y un cepillo infantil de cerdas suaves. Su pediatra le aconsejará cuándo empezar a usar crema dental. Las cremas de dientes fluorizadas no se suelen recomendar sino a partir de los dos años de edad, puesto que los bebés tienden a tragársela y pueden llegar a obtener demasiado flúor. El flúor, en cierta medida, es bueno para tener dientes sanos y resistentes a las caries, pero en exceso puede causar manchas oscuras y permanentes en los dientes.

CUANDO MAMI NO ESTÁ: ALIMENTANDO AL BEBÉ CON LA LECHE QUE USTED SE EXTRAE

A medida que se acomoda al ritmo y la rutina diaria con su bebé, sin duda podrá reanudar las actividades que interrumpió temporalmente a comienzos de la maternidad. Tal vez tenga que regresar al trabajo o quiera que el papá u otras personas que cuidan del bebé lo alimenten de vez en cuando. En tales casos, puede usar un extractor para sacarse leche que después se le dará al bebé en un biberón o vaso. Esto es preferible a darle leche de fórmula, puesto que ésta no puede ^suministrarle todos los nutrientes de la leche materna ni tiene todos sus beneficios inmunológicos, puede causar reacciones alérgicas en algunos bebés y puede hacer que el suministro de leche materna disminuya al no extraérsela.

Un momento ideal para empezar a darle al bebé leche materna en un biberón es a partir del segundo mes de edad. Antes de la tercera o cuarta semana de edad, el uso de un biberón podría hacer que se niegue a mamar, una situación conocida como *confusión entre pecho y mamadera o chupón*. A partir de la cuarta semana de edad, ya se habrá acomodado al hábito de amamantar pero estará abierto a nuevos modos de recibir su alimentación. Al dejarle tomar ocasionalmente leche materna de un biberón —aun cuando usted no necesite hacerlo de modo regular sino hasta meses después— le podrá enseñar a cambiar fácilmente del biberón al pecho y viceversa. (Sin embargo, esta preparación por adelantado no es absolutamente necesaria, puesto que casi todos los bebés amamantados aprenden a adaptarse a modos de alimentación alternos cuando llegue el momento preciso. En la mayoría de los casos, se pueden adaptar en cuestión de una semana.)

◆ EXTRAYÉNDOSE LECHE

Para algunas madres, la perspectiva de aprender a extraerse leche genera aprehensión. Pero como cualquier otra destreza, este procedimiento se va volviendo más fácil con la práctica. La madre puede extraerse leche a mano, con un extractor manual o con un extractor eléctrico o de pilas. Aunque el aprender a extraerse leche a mano puede ser todo un reto para algunas mujeres, es la opción más conveniente en un comienzo, ya que no implica equipo adicional (y, por supuesto, no cuesta nada). Tal vez quiera ensayar esto como primera opción durante una sesión regular una vez que le haya bajado la leche. Puede extraerse leche del segundo seno inmediatamente después de haber alimentado al bebé con el otro, o incluso durante esa primera sesión si su pareja o alguien más le ayudan. Para algunas madres resulta más fácil extraerse leche cuando acaban de levantarse en la mañana, puesto que en ese momento su producción es más abundante.

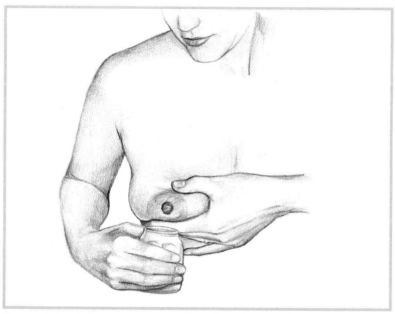

Para exprimirse leche a mano, apriete y libere la areola entre el pulgar
y los demás dedos con un movimiento rítmico.

Para extraerse leche a mano, primero lávese muy bien las manos y las
uñas con agua y jabón. (Incluso puede darse una ducha tibia justo antes
de extraerse leche o colocarse una toalla tibia y húmeda sobre los pechos
para relajarse y fomentar la bajada de la leche.) Después, dése un masaje
suave en el seno empezando por el área exterior y siguiendo hacia el
pezón. El masaje debe ser delicado y nunca debe causar molestias al seno
o a la piel.

A continuación, coloque un vaso o una jarrita limpia debajo del pezón
para que la leche caiga directamente allí sin que toque sus manos o su
seno. Coloque una mano sobre la areola con el pulgar por encima y dos
dedos por debajo, más o menos a una pulgada detrás del pezón (sobre las
cavidades galactóforas de los conductos lácteos). Presione los dedos hacia
el tórax, y después oprima delicadamente la areola entre el pulgar y los
demás dedos y suéltela con un movimiento rítmico hasta que la leche
fluya o salga en chorritos. Rote el pulgar y los dedos alrededor de la areola
para obtener leche de diversas posiciones. Evite apretarse el pezón o
tirarse del seno hacia abajo, puesto que con ello puede maltratarse.

Transfiera la leche a recipientes limpios y con tapa para almacenarlos en una nevera o congelador (véase la información de las páginas 179–180 sobre cómo almacenar la leche materna). Si no recolectó leche en esta ocasión, vuelva a intentarlo después, pero tenga en cuenta que su reflejo de eyección puede tardar un poco en darse y entonces podría necesitar de media hora a una hora para aliviar la congestión de ambos senos. Con la práctica, probablemente este tiempo se acortará considerablemente y la cantidad de leche que recolecte aumentará de cerca de una onza por sesión a un biberón completo o más.

◆ EXTRACTORES DE LECHE

Es posible que le sea más fácil extraerse leche con la ayuda de un extractor o "bomba" especial. Uno de los extractores manuales más comunes es el *tipo cilindro*, que consiste de dos cilindros, uno dentro del otro. Para extraerse leche, se debe mover el cilindro externo hacia atrás y hacia delante, creando una acción de succión. La leche se recolecta en el cilindro interno (un frasco de plástico pegado al extractor) que se puede usar como biberón. Otro tipo de extractor manual, denominado *tipo gatillo*, tiene la forma de

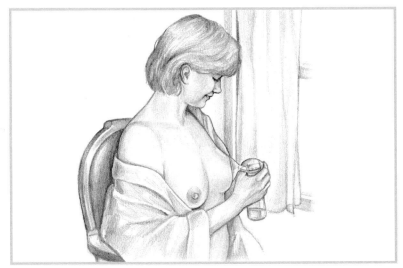

Tal vez le sea más fácil exprimirse leche con un extractor manual, como este extractor tipo "gatillo".

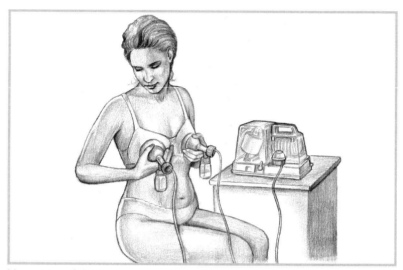

Un extractor de leche eléctrico, que permita recolectar leche de ambos senos simultáneamente, es lo mejor para madres que se extraen leche de manera habitual, especialmente si el bebé está hospitalizado.

una pistola con un pequeño frasco para recolectar la leche. Este extractor se opera colocándolo contra el pezón y apretando un gatillo, lo que crea una succión. El extractor manual *tipo foco*, que se asemeja a una corneta antigua de bicicleta, no se recomienda, puesto que la succión que genera por lo común no es efectiva, además de que el artefacto es difícil de limpiar.

También existen extractores a pilas y extractores eléctricos de tamaño pequeño para mujeres que sólo se extraen leche materna de tanto en tanto. Para las madres que deben extraerse leche de manera rutinaria porque trabajan a tiempo completo o tienen bebés prematuros, enfermos o con impedimentos físicos, es más conveniente usar extractores de leche eléctricos tipo hospitalario. Un extractor con tubos y recipientes de recolección que le permita a la madre extraerse leche de ambos senos a la vez, funciona mejor para tales propósitos. Es una buena idea hablar con su médico o especialista en lactancia sobre qué tipo y marca de extractor sería más apropiado para su caso antes de comprar uno. Hay muchos tipos de extractores que se pueden alquilar en lugar de comprar. De cualquier modo, no hay por qué pagar por uno más costoso de lo que es necesario.

Alimento congelado

CÓMO ALMACENAR Y PREPARAR
LA LECHE QUE SE HA EXTRAIDO

Siga estas recomendaciones para almacenar y preparar su leche materna de tal modo que se mantenga saludable para el bebé:

- Lávese las manos antes de extraerse leche o de verter la leche de un lado a otro.

- Cerciórese de almacenar la leche sólo en recipientes limpios. Trate de usar biberones con tapa de rosca, vasos de plástico duro con tapas herméticas o bolsas gruesas de lactancia que se puedan usar para alimentar a su bebé. *No utilice bolsas ordinarias en las que se guardan alimentos ni bolsas para biberones con leche de fórmula, puesto que éstas se pueden abrir con facilidad y empezar a gotear su contenido.* No congele leche materna en cubetas de hielo.

- Utilice la leche que ha estado refrigerada de forma hermética en un lapso de 24 horas, de ser posible. Descarte toda la leche que ha sido refrigerada por más de 72 horas.

- Congele la leche si no planea usarla en un lapso de 24 horas. La leche congelada se mantiene bien por espacio de un mes en un congelador adjunto a la nevera o por tres a seis meses si se guarda en un congelador profundo a cero grados. Guárdela en la parte de atrás del congelador, donde la temperatura es más fría. Cerciórese de rotular la leche con la fecha y la hora en que fue extraída. Utilice primero la leche más vieja. Tenga en cuenta que las grasas de la leche materna comienzan a desintegrarse al estar almacenada, así que lo deseable es usarla en el curso de tres meses.

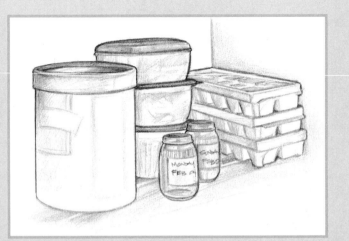

Congele recipientes de leche extraída para su uso posterior. La leche permanece en buen estado por lo menos un mes si está en congeladores adjuntos a la nevera, y entre tres y seis meses en congeladores profundos a cero grados.

- Congele alrededor de dos a cuatro onzas de leche por recipiente, para evitar desperdiciar leche luego de descongelarla. Siempre es posible descongelar otra bolsa de ser necesario.

◆ EL PRIMER BIBERÓN

Una vez que haya aprendido a extraerse leche, deberá enseñarle al bebé a tomar del biberón. Muchas madres notan que esto se logra mejor si otra persona le ofrece al bebé el biberón la primera vez, en un lugar distinto al que habitualmente se le amamanta. (De ese modo, no tendrá ninguno de los indicios usuales para empezar a buscar el pecho materno). Éste es, definitivamente, un momento excelente para solicitar la ayuda del padre o de otro ser querido que ha estado ansioso por alimentar al bebé, o quizás invitar a la futura niñera del bebé para que empiece a establecer una relación con él bebé en términos de su alimentación.

Durante los primeros intentos, pídale a esa persona que le ofrezca cerca de media onza de leche materna una o dos horas después de su toma regular, cuando el bebé esté alerta y motivado a tratar este nuevo método

- No le agregue leche fresca a leche ya descongelada en un recipiente donde se almacenó.

- Puede descongelar la leche en la nevera o colocándola en un tazón con agua tibia.

- No use hornos microondas para calentar biberones, puesto que éstos no calientan los alimentos de forma pareja. Un calentamiento disparejo podría quemar al bebé o dañar la leche. Además, los biberones pueden explotar si se dejan en el microondas por mucho tiempo. Un calentamiento excesivo puede destruir proteínas y vitaminas importantes de la leche.

- La leche que se descongela en la nevera debe usarse en un lapso de 24 horas.

- No vuelva a congelar la leche que ha sido descongelada.

- No guarde leche que queda en un biberón parcialmente consumido para ser usada en otra toma.

de alimentación, pero no tan hambriento como para estar molesto y frenético. El adulto debe procurar tener una actitud serena y tranquilizadora, una cara sonriente y una voz plácida para ayudar al bebé a relajarse. A veces ayuda echarle una gotita de leche materna al bebé en los labios o la lengua para empezar, y así darle una idea de lo que van a hacer. Después, lenta y delicadamente introduzca la mamadera (o chupón) en la boca del niño. Permítale al bebé que explore la mamadera con su boquita, sin forzarlo a que la pase más allá de sus encías. Suspenda el intento si el bebé empieza a mostrarse frustrado o si han pasado más de diez minutos sin que haya empezado a comer. Es preferible terminar la cosa en buena tónica y volver a intentarlo al día siguiente, que crear una asociación entre este nuevo método de alimentación y un sentido de frustración.

Si después de unos cuantos intentos diarios el bebé sigue negándose a tomar del biberón que le han ofrecido, haga la prueba de usar un tipo distinto de mamadera o usar un vaso en lugar del biberón. (Si su bebé usa un chupete, es posible que prefiera una mamadera similar para el biberón. De lo contrario, tendrá que ensayar con varios tipos de mamaderas hasta encontrar la que le guste al pequeño.) Algunos bebés son quisquillosos para aceptar un método de alimentación, pero una vez se les presenta uno que les guste, se adaptan con facilidad al mismo. Es posible que su hijo muestre una preferencia por un vasito medicinal o uno para tomar "a sorbitos" en lugar de un biberón, a pesar de que aún sea un bebé muy pequeño. Esté atenta a las pistas que le dé su bebé y responda a las mismas, pero no desista de usar un tipo de artefacto de alimentación en particular sin antes haberlo usado por varios días.

A medida que su bebé da muestras de aceptar un método de alimentación alterno, empiece a extraerse leche y ofrézcasela ocasionalmente en un biberón o vaso cuando parezca tener hambre entre una y otra toma. Por último, ofrézcale ocasionalmente (o pida a otro adulto que lo haga) una toma completa en un vaso o biberón a una hora del día en que eventualmente crea que usted va a estar ausente. De este modo, podrá crear un patrón diario que le resulte familiar al bebé para cuando de hecho necesite ponerlo en práctica.

LACTANCIA MATERNA DE LOS SEIS A LOS DOCE MESES

La lactancia materna, al igual que muchos otros aspectos de la crianza, es un proceso gradual de mayor independencia y dominio por parte del bebé, así como un "retiro" gradual de su parte. Es posible que usted ya haya experimentado el inicio de este proceso durante los primeros seis meses de vida de su bebé, a medida que éste ha aprendido a tomar leche materna de un biberón o un vaso y usted ha empezado a salir sin él de vez en cuando. Aun así, los dos estuvieron intrínsecamente unidos en un sentido nutricional. Su hijo creció saludablemente con su leche materna como única fuente de nutrición. Durante la segunda mitad del año, su leche materna seguirá aportándole la gran mayoría de nutrientes necesarios a medida que comienza a probar diversos alimentos. Aunque su bebé sin duda disfrutará de los nuevos sabores y texturas que se le presenten, sus experiencias con los alimentos sólidos aún siguen siendo simples sesiones de práctica para el futuro. Es importante cerciorarse de que siga obteniendo suficiente leche materna para satisfacer sus necesidades nutricionales.

Las opiniones varían con respecto al momento en que se le deben empezar a dar alimentos sólidos al bebé a partir de los seis meses, junto con la leche materna. Se recomienda a los padres que sean alérgicos a ciertos alimentos que esperen a que el niño tenga por lo menos seis meses de edad para hacerlo, y entonces evitar aquellas comidas que comúnmente causan reacciones alérgicas (tales como la leche de vaca, los derivados lácteos y los alimentos hechos de cacahuates u otras nueces). Si no hay alergias presentes, simplemente observe si su bebé da muestras de estar interesado en probar nuevos alimentos y entonces empiece a dárselos gradualmente, uno por uno. Entre las señales de que un bebé mayorcito está listo para los sólidos figuran poderse sentar con un mínimo de apoyo, mostrar buen control de la cabeza, tratar de agarrar la comida que otra persona tiene en su plato o voltear la cabeza

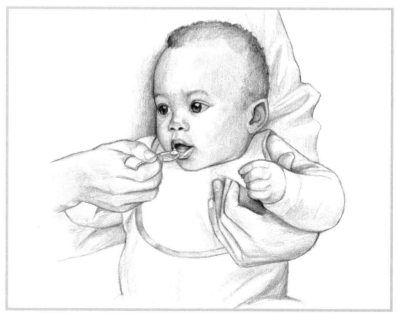

Este bebé da muestras de estar listo para empezar a comer alimentos sólidos.

para negarse a comer cuando no tiene hambre. Tal vez su bebé esté listo para los sólidos si parece seguir con hambre después de haberlo amamantado. La pérdida del reflejo de "rechazo" que hace que empuje la comida de la boca con la lengua, es otro indicativo de que está listo para ampliar su experiencia de sabor.

Puesto que los depósitos de hierro en la mayoría de los bebés que son amamantados comienzan a disminuir aproximadamente a los seis meses de edad, el cereal infantil enriquecido con hierro (tal como el cereal de arroz o de avena) es una excelente opción como primer alimento sólido. Al comienzo, los bebés necesitan tan sólo unas pocas cucharadas de alimento sólido. Puesto que estos primeros alimentos están destinados a complementar y no a sustituir la leche materna que usted le suministra, es mejor dárselos después de una de las tomas del atardecer o la noche, cuando su suministro de leche tiende a estar en su nivel más bajo y su bebé puede seguir con hambre. Mezcle el cereal con su leche materna, agua o leche de fórmula (si ya ha comenzado a dársela) hasta que adquiera una consistencia delgada. A medida que su bebé se acostumbra al sabor y a la textura, puede irla volviendo más espesa poco a poco, así como aumentar la cantidad de la misma. Cuando comience a darle cereal infantil, lea la etiqueta para cerciorarse de que el mismo sea un producto de un solo ingrediente —por ejemplo cereal de arroz o de avena— y que no tenga frutas, leche o sólidos de yogurt, como tampoco fórmula láctea infantil adicional. Esto disminuirá la probabilidad de que el bebé presente una reacción alérgica las primeras veces que coma cereal. Algunos pediatras recomiendan un suplemento de hierro. Si éste es el caso, cerciórese de darle la dosis exacta recetada por el médico. Guarde siempre las preparaciones de hierro y vitaminas fuera del alcance de los niños pequeños que hay en la casa, puesto que las sobredosis pueden ser tóxicas.

Una vez que su hijo se haya acostumbrado a este nuevo sabor, amplíe gradualmente sus opciones con compota de manzana, peras, duraznos, plátanos (o bananas) u otras frutas majadas o coladas y vegetales tales como zanahorias cocidas, guisantes (o arvejas) y camote (o batata). Posteriormente podría agregar carnes como pavo y pollo. Empiece a darle un solo alimento nuevo a la vez y espere varios días antes de agregar un nuevo alimento, para cerciorarse de que el niño no presenta una reacción negativa. A medida que usted aprende qué alimentos le gustan al bebé y cuáles claramente le desagradan, su relación en torno a la alimentación crecerá más allá de darle el pecho a una interacción más compleja. No será un reemplazo a la lactancia, ciertamente, sino una interesante adición a la misma.

Tal vez note que el número de sesiones de lactancia disminuye gradualmente a medida que aumenta la cantidad de alimentos sólidos que consume el bebé. Si las tomas del niño eran cada dos o tres horas durante la infancia temprana, a los doce meses de edad tal vez prefiera

Preguntas y Respuestas

¿Qué cambios debo tener en cuenta?

P: *Desde que nació mi bebé, lo he estado alimentando exclusivamente con mi pecho y asumí que no quedaría embarazada siempre y cuando lo siguiera haciendo. Ahora que mi bebé tiene seis meses, está empezando a comer un poquito de cereal además de la leche materna. ¿Podría quedar embarazada ahora que mi bebé no está siendo alimentado exclusivamente con leche materna?*

R: Como señalamos en el Capítulo 6, la lactancia materna es una forma confiable de control natal siempre y cuando usted esté alimentando al bebé exclusivamente con su pecho, si usted no ha vuelto a menstruar y si su bebé tiene menos de seis meses de edad. Una vez que su bebé tenga seis meses y empiece a probar alimentos sólidos, la lactancia materna deja de ser un modo confiable de control natal. Si no quiere quedar embarazada, deberá considerar qué tipo de método anticonceptivo usará. Es mejor que consulte con su ginecólogo sobre qué tipo de método debería usar durante la lactancia, pero en general, los condones, un diafragma, una cápsula cervical y espermaticida se consideran los métodos preferibles de control natal para una madre que amamanta a su bebé, puesto que tienen menos probabilidad de interferir con el suministro de leche. Las píldoras anticonceptivas de baja dosis no deberían tener un impacto significativo sobre su suministro de leche al empezar a tomarlas cuando su bebé tiene esa edad.

P: *Hace varios meses empecé a darle alimentos sólidos a mi hijo de nueve meses de edad. Últimamente he visto una especie de hilachas rojas en su pañal. ¿Debo llevarlo al pediatra?*

R: A medida que su bebé prueba diversos alimentos, sus deposiciones lucirán muy distintas a las heces amarillentas con aspecto de grumos de un bebé alimentado exclusivamente con el pecho materno. Empezarán a parecerse y a oler más a las heces de un adulto. Es factible encontrar elementos sin digerir o pobremente digeridos en los pañales. Los bebés en realidad no mastican los alimentos. Los aplastan con las encías y luego se los tragan, así que cuando comienzan a comer trocitos de frutas y vegetales, es posible que aparezcan en las heces. También es probable que haya un cambio en la frecuencia de las deposiciones después de que se agregan alimentos sólidos a la dieta de un bebé. Todos éstos son desarrollos normales, pero si llega a preocuparle, llame al pediatra del niño.

P: *Si amamanto a mi bebé ¿está bien darle jugo de frutas de vez en cuando?*

R: A partir de los seis meses de edad, puede ofrecerle a su hijo de vez en cuando cantidades pequeñas de jugo de frutas ciento por ciento enriquecido con vitamina C, siempre y cuando el jugo sea una *adición* y no un reemplazo de su consumo usual de leche materna. El jugo aporta apenas una pequeñísima fracción de los nutrientes que se hallan en la leche materna. Si su bebé se llena con el jugo, incluso podría llegar a estar desnutrido. Para bebés y niños pequeños, la Academia Americana de Pediatría (AAP) recomienda no más de cuatro a seis onzas diarias de jugo enriquecido con vitamina C.

tener tres o cuatro tomas grandes al día (junto con varias cositas para "picar"). A menos que sus intenciones sean destetarlo pronto, procure seguir amamantándolo cada vez que quiera, para garantizar que usted siga teniendo un buen suministro de leche. Si siente molestia en los senos debido a que la disminución en la demanda del niño la ha dejado con una sobre—oferta, es posible que necesite extraerse una pequeña cantidad de leche a mano ocasionalmente. El bienestar de los senos es

P: *Le enseñé a mi bebé a tomar de un vaso a los nueves meses y en cuestión de semanas ha perdido por completo el interés en amamantar. ¿Hice mal?*

R: Algunos bebés llegan a perder el interés en la lactancia materna entre los nueve y los doce meses de edad, ya sea que aprendan o no a beber de un vaso. Comprenda que el niño no la está rechazando; simplemente se trata del primer signo de la creciente independencia de su hijo. Si quiere, puede seguir extrayéndose leche para que la tome del vaso. Su deseo de alimentarse como un niño o una niña "grande" no significa que tenga que renunciar a los valiosos nutrientes que usted le aporta. Es posible que todavía le guste disfrutar de una toma temprano en la mañana o en la nochecita, incluso después de haber dejado de tomar del pecho durante el día.

otra de las razones por las cuales se aconseja una introducción gradual de alimentos sólidos, puesto que le da tiempo a su cuerpo de adaptarse a las cambiantes demandas. Si se hace durante el curso de varios meses, un reajuste de la relación de oferta y demanda puede darse de modo natural y sin generar dolor.

LACTANCIA MATERNA MÁS ALLÁ DEL PRIMER AÑO

Si su niño ya cumplió un año y usted sigue amamantándolo, puede felicitarse a sí misma por haberle suministrado la mejor nutrición que pudo haber recibido. Ahora que el niño está consumiendo una amplia variedad de alimentos sólidos, su leche materna se ha vuelto un tanto menos crítica desde el punto de vista nutricional. Algunos niños mayores de un año siguen consumiendo una cantidad moderada de leche materna (y por lo tanto de los nutrientes que contiene), mientras que otros maman "de a poquitos" e ingieren cantidades más pequeñas, obteniendo la mayor parte de su nutrición de otras fuentes. Ciertamente, no se conoce un punto en que la leche materna se torne insignificante. Lo que sí sabemos es que a medida que su hijo pasa de la infancia a la niñez temprana, el amamantar sigue siendo una fuente de profundo solaz y seguridad, tendiendo los cimientos de un futuro pleno de confianza y felicidad. Por esta razón, aparte de los continuos beneficios nutricionales e inmunológicos, la Academia Americana de Pediatría aconseja a las madres seguir amamantando a sus hijos más allá del primer año por el tiempo que mutuamente lo deseen madre e hijo.

◆ INICIANDO EL CAMINO HACIA EL AUTO-CONTROL

—No sé que haría si ya hubiera destetado a Sebastián —comentó la mamá de un niño de dos años—. Si se cae en el parque y se pega en la rodilla, corre hacia donde yo estoy, se monta en mi regazo, mama por medio minuto y ya está bien. Cuando está tenso y al borde de una rabieta, hago una pausa para amamantarlo y en un minuto ya está relajado en lugar de perder el control. Yo sé que algunas madres se preguntan si la lactancia materna a esta edad fomenta una relación excesivamente dependiente. Pero en mi caso, parece que Sebastián está aprendiendo a manejar activamente sus emociones consolándose a sí mismo hasta cuando sea capaz de enfrentarse a ellas. Mientras tanto, está aprendiendo gradualmente a asumir las cosas por sí mismo sin tener que correr hacia mí todo el tiempo. Pero después de todo, apenas tiene dos añitos. Estoy segura de que él mismo se destetará cuando esté listo.

Muchas madres aprecian el poder y la funcionalidad de la lactancia materna para calmar las emociones de un niño pequeño, tranquilizarlos con su presencia y brindarles solaz en un mundo que a menudo resulta confuso. A otras mujeres les preocupa que el continuar la lactancia materna hacia los años de la niñez temprana le impida a un niño aprender a manejar sus emociones de un modo maduro. El hecho es que los niños de uno y dos años necesitan de frecuente apoyo emocional durante el curso de un día. Es válido y aceptable amamantar a un niño de esa edad como una forma de consuelo, así como lo puede ser darle un chupete o dejar que se chupe el dedo.

¡Es mi turno!

AMAMANTANDO A SU HIJO PEQUEÑO DURANTE EL EMBARAZO Y LA NUEVA MATERNIDAD

Las mujeres que quedan embarazadas mientras están amamantando a un niño mayorcito a menudo se preguntan si pueden seguir dándole el pecho durante el embarazo y después de que nazca el nuevo bebé. La respuesta a ambas preguntas es un sí restringido, dependiendo de su historial médico, las reacciones de su hijo mayor, sus propios sentimientos y su suministro de leche. Las madres que dan el pecho y que han tenido un aborto espontáneo anteriormente o que tienen un historial de parto prematuro, deben estar en contacto con su médico obstetra e informarle sobre cualquier contracción uterina, puesto que la estimulación de los pezones durante la lactancia podría incrementar el riesgo de dar a luz demasiado pronto. En la mayoría de los casos no hay causa de inquietud, pero es importante ser sensible a las señales de su propio cuerpo. Luego de los primeros meses de embarazo, su suministro de leche probablemente disminuirá un tanto, y el sabor de la misma también cambiará. Cualquiera de estos cambios podría hacer que su bebé rechace la leche materna y termine por destetarse a sí mismo. Usted también podría iniciar el destete si experimenta demasiada sensibilidad en los pezones o molestias físicas. Si usted y su bebé mayor continúan con la lactancia materna, es importante tener en cuenta que tanto el embarazo como la producción de leche materna requieren de energía adicional. Cerciórese de llevar un control de los alimentos que ingiere a medida que se prepara para dar a luz, así como de descansar a plenitud.

El amamantar tanto a su hijo mayor como al bebé que acaba de nacer, lo que se denomina "lactancia en paralelo", a veces facilita el ajuste del niño mayor al nuevo bebé, complace su propio deseo de mantener la cercanía con el niño mayor e incluso facilita el cuidado de los niños, puesto que ambos son alimentados y confortados con el pecho. Una vez más, la lactancia en paralelo exige más energía que amamantar a un solo niño. Tenga en cuenta que las necesidades de lactancia del nuevo bebé son prioritarias en este momento.

El pequeño necesita con urgencia el calostro (la composición de su leche volverá a ser la de calostro con el nacimiento de su nuevo hijo e irá madurando siguiendo las etapas que se definen en el Capítulo 2) así como de los beneficios inmunológicos protectores más que su hijo mayor. Para garantizar que su bebé pequeño reciba una adecuada lactancia, amamántelo antes de amamantar a su hijo mayor y déle prioridad a sus necesidades de lactancia. Un niño mayor de un año puede compensar la disminución de la leche materna con alimentos sólidos nutritivos. Al cuidar de un recién nacido o bebé de corta edad al tiempo con un niño mayorcito, lávese las manos con frecuencia para prevenir la transmisión de microorganismos.

◆ **ENFRENTÁNDOSE A LAS OPINIONES DE LOS DEMÁS**

Nuestra cultura a veces proyecta una visión un tanto restringida de lo que son las prácticas aceptables de lactancia materna. Aunque la imagen de un niño de uno o dos años que mama del pecho materno se está volviendo más y más común, la misma a veces sigue provocando comentarios y miradas de adultos poco informados. Al decidir por cuánto tiempo amamantará a su hijo, un criterio más válido que el de la opinión pública es el enfoque de su hijo hacia el hecho de mamar de su pecho, así como sus propios sentimientos al respecto. Estos sentimientos sin duda son comunicados a su hijo. ¿Siente usted que su hijo depende tanto de su pecho para obtener consuelo al punto de que esto interfiere con su crecimiento social (así como la relación de un niño pequeño con su manta preferida puede ser tan intensa que no es capaz de dejarla para ir a jugar con un amigo)? ¿Le preocupa el hecho de que el seguir dándole el pecho a su hijo está haciendo que otros adultos (tal como la persona que cuida del niño, la maestra de preescolar u otra persona importante en su vida) lo califique de forma negativa? ¿Tiene usted una mezcla de sentimientos con respecto a la lactancia de un niño mayor de un año al punto de afectar la relación que tiene con su hijo haciendo que usted no le brinde el suficiente apoyo? Si sus respuestas a todas estas preguntas son negativas, entonces no tiene por qué acelerar el proceso de destete. Las madres que deciden seguir amamantando a sus hijos más allá del primer año, han encontrado formas creativos de enfrentarse a la sorpresa y a la reprobación desinformada de algunos adultos. Muchas mujeres enseñan a sus hijos una "palabra en código" para usar cuando quieren ser amamantados (tal como "Mimi" o "Noni"), de tal modo que el asunto permanece como algo reservado entre los dos. Algunas mujeres entonces se retiran con su hijo a un lugar privado para amamantarlo. Por el contrario, hay otras mujeres que no tienen reparo alguno en amamantar en público. —Yo le doy el pecho a mi hija en donde quiera que estemos —dice la madre de una niña de casi dos años—. Es algo que se puede hacer. Entre más ocurra, más aceptable se volverá.

Sin duda alguna, incluso en los Estados Unidos, la actitud general hacia la lactancia materna está mejorando gradualmente. Gracias al activismo político de grupos de padres durante la década de 1990, muchos estados han aprobado leyes que protegen los derechos de la mujer a la lactancia materna. La mayoría de estas leyes establecen que la mujer tiene el derecho de amamantar a su hijo en cualquier lugar en el que pueda estar legalmente con él. En el estado de Nueva York, la lactancia materna ha recibido el estatus de derecho civil, lo que significa que las mujeres pueden tomar acción legal contra cualquiera que trate de impedir que amamanten a sus hijos. A medida que más y más estados crean leyes similares, el acto de amamantar a un niño se volverá generalmente más aceptado, sin importar cuál sea la edad del niño. Las leyes federales garantizan el derecho de las madres a darles el pecho a sus bebés en cualquier propiedad federal donde tanto madre como hijo tengan el derecho a estar. Esto resulta positivo no sólo para las madres, que tan a menudo han sido acosadas simplemente por cuidar de sus hijos, sino también para los niños, quienes se benefician de la nutrición, el consuelo y el amor que reciben.

ESTAMOS BIEN, GRACIAS: DECIDIENDO LO QUE ES MEJOR PARA SU HIJO

Era difícil creerlo, pero Marcela ya tenía 18 meses de edad y Jennifer estaba orgullosa de decir que aún le estaba dando el pecho. Jennifer le había comentado a su suegra, Ana, que el temperamento sensible y afectuoso de Marcela haría factible una lactancia materna más prolongada. Ahora se alegraba, porque el darle el pecho no sólo le brindaba excelentes beneficios nutricionales a su hija, sino que les permitía mantener un amoroso vínculo de cercanía. —Voy a entristecerme un poco cuando llegue el momento de dejar de darle el pecho —le confesó a Ana. Su suegra pareció sorprenderse, pero no dijo nada. Había hecho un gran esfuerzo por escuchar las opiniones de Jennifer sobre la lactancia materna. Sabía que su nuera estaba haciendo lo que creía que era mejor, y eso era todo lo que Ana podía desear para su nieta. Ciertamente, su hijo respaldaba la decisión de su esposa de amamantar a Marcela hasta que la niña decidiera destetarse a sí misma.

Jennifer sonrió para sus adentros al mirar la carita de su hija. Tal vez la lactancia nos ha ayudado a mejorar otras relaciones en la familia. *De cualquier modo, no cambiaría esta cercanía por nada en el mundo*, pensó, mientras Marcelita se retiraba de su pecho y le sonreía con un hermoso conjunto de dientes de leche (¡no le había mordido el seno en casi un año!). Jennifer estaba contenta de haber investigado al respecto y de haber confiado en sus propios instintos para decidir qué era lo mejor para su hija, para sí misma y para la familia en general.

CAPÍTULO 10

Cuando usted y su bebé no están juntos

"El extraerme leche materna en el trabajo es un buen modo de sentir que estoy cuidando a mi hija aun cuando esté lejos de ella".

—Alba, 45 años, mamá de Catalina

El ser madre por primera vez era una experiencia asombrosa, que resultó ser más regocijante pero también más intensa de lo que Betty imaginó durante el embarazo. Ahora que su hija Laura tenía tres meses de edad, Betty sentía que las dos habían empezado a ajustarse a un ritmo cotidiano muy confortable. Sin embargo, ahora se enfrentaban a otra importante transición a medida que su licencia de maternidad estaba por terminar y se preparaba para regresar al trabajo. Betty ya había percibido el importante papel que la lactancia materna tenía en la salud de su hija así como en su relación mutua, y estaba comprometida a suministrarle leche materna por lo menos durante su primer año, de ser posible. Antes de salir a su licencia, Betty y su jefe habían comentado de qué modo podría ella reincorporarse al trabajo como madre lactante. Sin embargo, Betty sentía crecer sus dudas de si podría encontrar la privacidad, el tiempo, la energía y el apoyo necesarios para mantener su suministro de leche. Sabía que en gran parte dependería de ella misma el poder combinar la lactancia con un alto rendimiento en el trabajo.

La mayoría de las mujeres que confían en poder seguir dándole de lactar a sus hijos mientras trabajan o estudian fuera del hogar, se preocupan de cuánto apoyo recibirán por parte de su jefe o supervisor y compañeros de trabajo, o bien por parte de sus maestros y personal administrativo, y si encontrarán el tiempo y la energía para alcanzar su meta. Las ventajas son claras: al extraerse leche en el trabajo o la universidad, las madres se sienten más unidas a sus bebés y capaces de seguir amamantándolos durante las horas libres. Las compañías han notado que las mujeres que dan de lactar se ausentan o se distraen menos del trabajo debido a la enfermedad de sus hijos, y que son empleadas más satisfechas, que tienden a permanecer leales a la compañía. Aun así, la idea de combinar el trabajo y la lactancia materna no es algo familiar para muchos empleadores. Si usted piensa seguir dándole de lactar a su bebé, es necesario preparar con anticipación a su supervisor, a su bebé y a sí misma, coordinar un equipo fuerte de apoyo y mantenerse optimista ante cualquier reto temporal que pueda surgir.

¿CÓMO PODRÉ DARLE DE LACTAR CUANDO REGRESE A TRABAJAR?

Idealmente, la preparación para su regreso al campo laboral como madre que lacta debería comenzar mucho antes de tener a su bebé. Mientras aún esté embarazada, pida a su supervisor o al departamento de recursos humanos de su compañía información sobre las políticas y el historial de la misma en cuanto a *todos* los asuntos relacionados con el regreso al trabajo de una empleada que lacta a su hijo. Esto debe incluir horarios flexibles de trabajo, licencia de maternidad extendida, cuidado infantil dentro de los predios de la empresa (de tal modo que la madre pueda realizar visitas cortas para amamantar a su hijo), llevar al bebé a la oficina para amamantarlo y provisión de un lugar privado y pausas regulares para extraerse leche que será usada más adelante. En Minnesota, por ejemplo, las compañías están legalmente obligadas a facilitar a las madres un lugar y un momento para amamantar a sus bebés o extraerse leche materna. En los demás lugares, un número cada vez mayor de empleadores ofrecen de modo voluntario habitaciones privadas para madres que lactan, e incluso permiten que lleven al bebé al sitio de trabajo para amamantarlo. Las corporaciones grandes pueden tener a disposición de las empleadas que lactan uno o más extractores de leche, vendiendo o concediendo a cada una un juego personal de instrumentos para conectarse al extractor. En algunos casos, se ofrece el servicio de una especialista en lactancia para responder preguntas y ayudar a las empleadas a aprender a usar el extractor, así como a mantener su suministro de leche al regresar al trabajo. En resumen, usted se sorprenderá de ver cuántas opciones están a su alcance. Hable con otras madres de la empresa en que trabaja sobre los arreglos a los que han podido llegar. Si no se ha logrado mucho en el pasado para las empleadas que lactan, quizás usted y otras compañeras interesadas en el asunto puedan ofrecerse como voluntarias para ayudar a establecer estos servicios.

En otros casos, no se ha hecho ningún tipo de provisión para que las madres puedan amamantar a sus hijos o extraerse leche en el lugar de trabajo. Si ésta es su situación, tendrá que hablar con su supervisor sobre sus necesidades. Esta conversación podrá ser más provechosa si usted llega a la reunión con la mayoría de las soluciones a la mano. Explore un lugar privado y preferiblemente silencioso donde pueda amamantar al niño o extraerse leche. El lugar ideal para extraerse leche debería tener un fregadero o lavamanos para lavarse las manos y las piezas del extractor, una silla cómoda con una mesa o escritorio para colocar el extractor, un enchufe eléctrico, una nevera para refrigerar la leche durante el día y una puerta con seguro. (También necesitará un enfriador portátil con paquetes de hielo —los que tienen correa de hombro son más convenientes— para mantener la leche fría durante el trayecto a casa.)

Por supuesto, muchas mujeres se extraen leche o amamantan a sus hijos en el trabajo en situaciones nada ideales. Si usted tiene una oficina privada, puede instalar una neverita compacta (de venta o en alquiler a un costo relativamente bajo) y lavarse las manos y las piezas del extractor en el baño de damas. (Al salir del trabajo, llévese las piezas del extractor para lavarlas en la casa.) Muchas mujeres obtienen un permiso para instalar una mesa, una silla y una nevera en un armario u otro espacio vacante, así como para colgar un letrero que diga *No entre por favor* en el pomo de la puerta si ésta no tiene seguro. Si usted no tiene acceso a una nevera, puede almacenar su leche en un enfriador portátil con paquetes de hielo. Cerciórese de colocar la leche en la nevera o congelador tan pronto como regrese a casa.

También deberá programar un tiempo para las sesiones en las que se extraerá leche durante el día de trabajo. Es probable que tenga que extraerse leche cada tres o cuatro horas, alrededor de los momentos en que le daría de mamar a su bebé normalmente. Cada sesión durará de 15 a 20 minutos, aunque al principio es conveniente reservar un poco más de tiempo mientras se ajusta a esta nueva situación (entre menos presión de tiempo sienta durante el procedimiento, más fácil será sacarse leche). Las pausas regulares de trabajo y parte de su hora de almuerzo

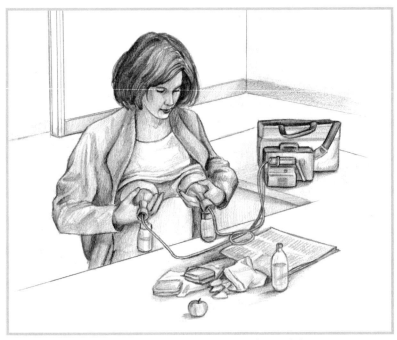

Una oficina privada con una puerta o un salón designado para la lactancia
es ideal para las madres que desean extraerse leche en el sitio de trabajo.

pueden brindarle el tiempo que usted necesita. De no ser así, deberá
solicitar un poco más de tiempo, ofreciéndose a compensarlo en la
mañana o al final del día. Si anticipa un problema en el horario o un
conflicto con otros empleados, piense en soluciones con anticipación y
consiga el apoyo de sus compañeros de trabajo. La idea es demostrarles
a las personas para las que usted trabaja que como madre que amamanta,
usted mantendrá su productividad laboral. Si ellos tienen esta garantía,
probablemente le harán concesiones.

Cuando se reúna con su supervisor, explique sus planes simple y
claramente. Describa cualquier acuerdo que haya hecho con sus
compañeros de trabajo acerca de las pausas laborales. Si sabe de otras
mujeres que se han extraído leche o que han amamantado en su
compañía, refiérase a su experiencia para demostrar que sus soluciones e
inquietudes son razonables. También podría ofrecer datos sobre las
ventajas de la lactancia materna para la madre, el bebé y el negocio,

sacando la información de las páginas electrónicas de la Academia Americana de Pediatría (AAP) o de la Liga de La Leche (véase "Recursos sobre Lactancia Materna"). La mayoría de madres encuentran que sus empleadores están dispuestos a concederles tanto un espacio privado como el uso de pausas laborales.

Una vez que usted y su supervisor hayan definido la logística de su plan de lactancia, escríbala en la forma de un memorando y pida a su supervisor que le ponga sus iniciales y que le dé una copia a usted. Esto impedirá que haya cualquier malentendido o conflicto cuando regrese al trabajo.

◆ CUANDO SU BEBÉ HA NACIDO

Aunque al salir a su licencia de maternidad no haya dejado planeados los detalles relativos a la lactancia durante sus horas laborales, aún será posible prepararse antes de su regreso al trabajo. Pida una cita con su supervisor para comentar los temas anotados anteriormente. Durante esta charla, reafirme su deseo de tener un buen desempeño laboral y destaque el hecho de que disponer de un lugar y momentos determinados para extraerse leche, le ayudarán a seguir siendo eficiente. Si encuentra resistencia, considere cómo programar sesiones de lactancia por su cuenta durante el almuerzo, las pausas regulares y antes y después del trabajo, ya sea en su oficina cerrada con seguro, en un cuarto vacante que haya localizado o hasta en el baño de damas, de ser necesario. Extraerse leche en el baño es el lugar menos deseable debido a la falta de privacidad, cuestiones de higiene y el ambiente poco estético, pero muchas mujeres se han extraído leche allí efectivamente cuando no tienen otra opción.

Si la amenazan con perder el empleo por extraerse leche en horas laborales, hay varias alternativas. Primero, hable de la situación con su supervisor, otro superior o alguien del departamento de recursos humanos. Paralelamente, reúna información y apoyo de su médico, especialistas en lactancia o la Liga de La Leche (véase el Capítulo 3) y contemple la idea de hablar con un abogado experimentado. Desafortunadamente, en muchos estados los empleadores no están obligados por ley a respaldar la lactancia materna en el lugar de trabajo. Sin embargo, tenga en cuenta que es mucho mejor tratar de arreglar cualquier conflicto de un modo razonable que enfrentar los gastos de una demanda. En muchos casos, su propia actitud positiva y emprendedora, reforzada con el conocimiento de que la opinión médica respalda sus esfuerzos, derrotará cualquier actitud negativa.

◆ EL REGRESO A LAS AULAS

Las madres que planean asistir a la escuela o la universidad mientras continúan lactando a sus hijos, pueden usar métodos similares a los de las madres trabajadoras. Comente sus intenciones de seguir dándole de lactar a su hijo con su consejero, un maestro o maestra de confianza, la decana de asuntos femeninos u otro miembro apropiado de la administración. Averigüe si en esa institución se ofrece cuidado de niños dentro de los mismos predios. (Si no es así y usted asiste a la escuela secundaria, pregunte a su consejero si hay otra escuela del sector que ofrezca cuidado de guardería y otros servicios para los estudiantes que tienen niños. Es posible que su consejero la dirija a clases de crianza y a grupos de la Liga de La Leche que puedan respaldar aún más sus esfuerzos por lactar a su hijo mientras asiste a la escuela.) Pida ayuda para localizar o crear un lugar adecuado dónde extraerse leche, tanto para usted como para otras estudiantes en su misma situación. Una vez más, es mejor acercarse a la administración con una propuesta definida que esperar a que otros hagan el esfuerzo por encontrar un espacio y un tiempo para usted. Si puede suministrar un plan de lactancia claro y fácil de poner en práctica, la transición como madre–estudiante se producirá sin mayores contratiempos.

◆ QUIÉN CUIDARÁ DEL BEBÉ

Una vez que tenga una buena idea de lo que puede esperar de su empleador, es hora de considerar quién cuidará de su bebé mientras usted trabaja. Si encuentra quién le cuide al niño en la misma oficina o cerca de ella, es posible que, una vez que regrese al trabajo, pueda ir hasta donde está el bebé para amamantarlo durante las pausas laborales. Ya sea que planee amamantar al bebé durante horas laborales o pedirle a la niñera que lo alimente con la leche materna que usted se ha extraído, cerciórese de buscar una niñera o guardería que respalde la lactancia

Un momento para todo

CAMBIAR EL HORARIO PARA ACOMODARSE A LAS NECESIDADES DEL BEBÉ

Un modo de combinar exitosamente un empleo o los estudios con la lactancia materna, es cambiar su horario para ajustar el momento de amamantar al bebé, si sus circunstancias personales lo permiten. Al ampliar su licencia de maternidad, tendrá más tiempo para establecer una rutina de lactancia. Entre más pueda permanecer con su bebé de día y de noche, será mejor, así que solicite el mayor tiempo posible. También podría explorar la posibilidad de trabajar desde la casa uno o dos días a la semana —o incluso de tiempo completo— mientras aún está amamantándolo. Tal vez pueda volver al trabajo o a la universidad medio tiempo y gradualmente aumentar sus horas laborales a medida que transcurren las semanas o meses. (Las madres que trabajan medio tiempo tienen más probabilidades de dar de lactar por un período más largo que las que trabajan a tiempo completo.) Algunas madres que dan de lactar incluso comparten el trabajo con una compañera, lo que les da a ambas más tiempo para estar en casa. No asuma que su supervisor se negará a una solicitud de este tipo. Muchos empleadores saben que al apoyar a una empleada que lacta a su hijo, le ofrece a la compañía beneficios a largo plazo, eleva la moral (aumenta las probabilidades de conservar a la empleada) y disminuye los costos de volver a entrenar a otra persona. Tal vez descubra que otras compañeras de trabajo ya han disfrutado de tales beneficios. Si no indaga al respecto, podría perderse de obtener aquello que iría en beneficio suyo y de su bebé.

Qué haría si...

ASUNTOS QUE DEBE TRATAR CON UNA POSIBLE NIÑERA

Ningún padre o madre quiere cambiar de niñera una vez que la relación se ha establecido. Para garantizar que la niñera (o el centro de cuidado infantil) sea la opción indicada para usted y su bebé —y que esa persona le ayude a mantener su relación de lactancia con su hijo cuando usted regrese al trabajo— comente los siguientes puntos con anticipación:

- Su voluntad de alimentar al bebé con la leche materna que usted se extraiga.

- Cómo manipular y almacenar su leche materna.

- Cómo prefiere su bebé ser cargado para tomar del biberón.

- Qué hacer en caso de que el bebé se resista a tomar del biberón.

- Cómo consolar al bebé cuando está molesto.

- Si se siente bien de demorar una toma cuando usted vaya a llegar antes de tiempo y pueda amamantarlo.

- Qué debe hacer en caso de que usted llegue más tarde de lo habitual.

- Los patrones de alimentación, sueño, evacuación y comportamiento de su bebé.

materna y que siga sus instrucciones para el manejo y la alimentación del niño. Converse sobre aquellos temas como qué hacer en caso de que el bebé se resista a tomar del vaso o biberón, si deberá demorar una toma habitual en caso de que usted esté por llegar y cosas por el estilo (véase el recuadro de la página 200). Cerciórese de que su filosofía se compagine con las intenciones de la niñera o las políticas de la guardería. Por lo menos una vez antes de regresar al trabajo, deje al bebé con la niñera por un período de varias horas que incluya una toma. Así, podrá resolver algunas de las fallas en el sistema que, de otro modo, podrían desanimarla más adelante.

UNA COMBINACIÓN MANEJABLE: PECHO, EXTRACTOR Y BIBERÓN

Habiendo preparado a su empleador para su reingreso al ruedo laboral, es hora de prepararse a sí misma y a su bebé. En el Capítulo 9 vimos cómo se usa un extractor manual o de pilas con el fin de extraerse leche para sus ausencias ocasionales. Para aquellas madres que trabajan habitualmente fuera de casa, sin embargo, un extractor eléctrico de calidad de tamaño mediano o de tipo hospitalario es mucho más eficiente. Un extractor con conexiones que le permita extraerse leche de ambos senos a la vez es mejor, puesto que de este modo se suele recolectar más leche en menos tiempo. Además, este tipo de extractor es más efectivo para mantener un buen suministro de leche. Puede alquilar un extractor eléctrico en el hospital o en una tienda de suministros médicos, o bien puede comprar uno (véase "Recursos sobre Lactancia Materna"). Cerciórese de que todas las piezas del extractor que están en contacto con su piel o leche materna se puedan remover y limpiar. De lo contrario, el extractor podría convertirse en un caldo de cultivo para bacterias, y la leche podría ser nociva para su bebé. Algunas madres mantienen un duplicado de piezas limpias en la oficina, lo que les ahorra preocupaciones y les resulta práctico en aquellos días en que se dan cuenta que olvidaron lavar los aditamentos del extractor la noche anterior.

Es posible que al comienzo no le parezca fácil usar un extractor eléctrico, pero con la práctica y la ayuda de su red de apoyo, pronto llegará a dominar la técnica. El mejor momento de practicar es después de una sesión de lactancia matutina, cuando es probable que tenga un excedente de leche y su reflejo de eyección ya haya ocurrido. Comenzando al menos dos semanas antes de que vuelva al trabajo, si es posible, procure extraerse leche por lo menos una vez al día, y congele la leche para futuros usos (véase el Capítulo 9 para obtener información sobre el manejo y almacenamiento de leche materna). Acumule la mayor cantidad de leche posible, al menos lo suficiente como para alimentar a su bebé durante sus primeras semanas de regreso al trabajo y como precaución para los imprevistos iniciales (si se le riega leche, no pudo extraerse leche en el trabajo, un incremento repentino en el consumo de leche por parte de su bebé). El extraerse leche regularmente y congelar el excedente, no sólo mantendrá en lo alto su producción, sino que condicionará a su cuerpo a responder a la sensación de bombeo que produce el extractor con el reflejo de eyección de leche. Muchas madres notan que al extraerse leche más de una vez al día durante este período, sienten mucha mayor confianza a medida que se preparan para regresar al trabajo.

En el Capítulo 9 exploramos cómo ayudar al bebé a acostumbrarse a tomar leche materna de un biberón o vaso. El iniciar este proceso bastante antes de retornar al trabajo les facilitará a ambos la transición, pero lo más probable es que su bebé se adapte satisfactoriamente incluso si usted tan sólo tiene una semana para prepararse. Si ya eligió a quien cuidará del niño, estas tomas de ensayo serán un excelente modo de que el bebé y ella se conozcan. Tan sólo recuerde esperar hasta que el bebé tenga por lo menos tres o cuatro semanas de nacido, si es posible, para que así su suministro de leche esté bien establecido.

USANDO EL EXTRACTOR EN EL TRABAJO

El reajustarse a su rutina previa de trabajo puede ser lo suficientemente complicado aun sin tener en cuenta el factor de la lactancia materna. Por fortuna, usted se ha tomado un tiempo para preparar a su bebé, a su niñera, a sus compañeros de trabajo y a sí misma para esta nueva situación, así que está efectuando la transición del mejor modo posible. El empezar a trabajar a mitad de semana facilitará el cambio para todos, puesto que esto le dará un período de ensayo de dos o tres días antes de iniciar una semana completa de trabajo. Piense en las cosas que deberá llevar al trabajo cada día. Muchas mujeres preparan todo la noche anterior. Necesitará un extractor, un enfriador para transportar y quizás almacenar la leche materna, así como un almuerzo o merienda para ayudarle a conservar las fuerzas. Quizás también sea conveniente usar almohadillas de lactancia y empacar una blusa limpia o una chaqueta ligera en caso de que le gotee o se le riegue un poco de leche.

En el primer día de regreso al trabajo, preséntese ante su supervisor, menciónele el acuerdo que tienen con respecto a su horario especial de lactancia y verifique que el espacio que le designaron para tal fin aún esté disponible. (De ser posible, visite su sitio de trabajo durante su licencia de maternidad para revisar el lugar y finalizar cualquier arreglo. Esto le brindará tranquilidad en ese primer día de regreso al trabajo en el que estará tan ocupada.) Cuando inicie la primera sesión para sacarse leche, trate de relajarse y procure alejar de su mente a la gente que la está esperando fuera de la habitación. El estrés podría demorar la bajada de la leche o reducir su suministro, lo que retardará todavía más el retorno a sus actividades laborales. El pensar en su pequeño —lo bien que se sentirá al tomar su leche materna y lo beneficiosa que ésta es para él— podría ayudarla a relajarse y hacer que la leche comience a fluir. Para algunas mujeres, el ver una foto del bebé o incluso escuchar una grabación de su llanto de hambre, funciona como arte de magia.

A medida que se ajusta a su nueva rutina, descubrirá modos de integrar las pausas de lactancia a su trabajo diario. Esto se irá haciendo más fácil a medida que sus compañeros de trabajo se acostumbran a sus breves ausencias de una a tres veces al día y perciben que, a pesar de las mismas, usted puede seguir siendo productiva. Aprenderá a retirarse discretamente de una reunión que se está prolongando más de la cuenta y que está interfiriendo con el momento de extraerse leche, así como otro colega podría excusarse para ir al baño. Incluso descubrirá lo fácil que es recobrarse o hasta reírse de esos pequeños contratiempos —una mancha de leche en la blusa o una interrupción mientras se está sacando leche— con la ayuda de amigos que la apoyen y simpaticen con su causa.

A medida que sigue extrayéndose leche en el trabajo, lleve un control de cuánta leche está produciendo. La disminución del suministro de leche es un problema común para las madres que trabajan y suele ser el resultado de haberse saltado una sesión para sacarse leche o no haberla prolongado lo suficiente. Además, hay que tener en cuenta que al extraerse leche mediante bombeo no se obtiene tanta leche como la que puede obtener un bebé al amamantar directamente, si es un lactante efectivo. Para incrementar su suministro, aumente la sesión de extracción a por lo menos diez minutos, incluso si su leche comienza a dejar de fluir antes de eso. Cuando esté en casa con su bebé, ofrézcale el pecho por lo menos cada dos o tres horas. Si el niño ya duerme toda la noche de corrido, podría despertarlo a la hora en que usted se va a acostar para darle una toma adicional. En los fines de semana amamántelo todo el tiempo, cada vez que el bebé muestre interés. Una vez que su producción de leche se haya vuelto a incrementar, mantenga su suministro tomando una cantidad adecuada de líquidos, descansando lo suficiente y relajándose lo más posible en los momentos en que se extrae leche. Recuerde: el acortar una sesión con la idea de volver al trabajo unos cuantos minutos antes, no vale la pena en términos del costo a largo plazo en la relación de lactancia con su bebé. Si estas sugerencias no la ayudan luego de unas cuantas semanas, póngase en contacto con su pediatra o especialista en lactancia para obtener consejo adicional.

◆ AJUSTANDO SU HORARIO

Muchas mujeres encuentran que el ajustar gradualmente su itinerario de lactancia en casa reduce la necesidad de extraerse leche durante las horas laborales. Algunos bebés no tienen problemas en aumentar la toma nocturna para compensar una o dos tomas que se saltaron durante el día, eliminando así la necesidad de una de las sesiones de extracción de leche al día. (Esto es efectivo particularmente para aquellas madres que se sienten cómodas teniendo a sus bebés cerca en las noches —quizás en un moisés al lado de su cama— de tal modo que no tienen que despertarse por completo para amamantar al niño.) Para otros bebés, especialmente cuando se están acercando a los seis meses de edad, una toma justo antes de salir al trabajo, un biberón de leche extraída a la hora del almuerzo y otra toma inmediatamente después del trabajo, es suficiente para pasar el día. Algunas mujeres que tienen una producción de leche bien establecida, se extraen más leche durante los fines de semana que lo que normalmente hacen en el transcurso de la semana laboral con el fin de tener un buen suministro almacenado. Esto significa menos tiempo dedicado a tal fin en el trabajo. A medida que va variando su ritmo original de lactancia, encontrará la solución que se ajuste mejor a su propio caso y que responda al reto de la oferta y demanda de leche materna. Si no se extrae leche durante las horas laborales, con el tiempo podría notar una disminución gradual en su suministro de leche.

Cuando su bebé comience a probar alimentos sólidos y jugos a partir de los seis meses de edad, tal vez note que ya no tiene que extraerse leche en la oficina con tanta frecuencia. Algunas mujeres deciden sustituir una o más tomas diarias de leche materna con leche de fórmula o sólidos, eliminando la necesidad de una o más sesiones de extracción de leche en el trabajo. De ser así, procure que este cambio sea gradual para evitar el riesgo de experimentar molestas congestiones en los senos y un desequilibrio en su suministro de leche. Durante el curso de una semana, reduzca cada vez más la cantidad de leche que se extraiga durante la sesión que va a eliminar, hasta que llegue a limitarse a sacarse un poco de leche con el extractor o con la mano para aliviar la molestia y prevenir el goteo de leche. Siga recolectando y congelando su leche materna para posibles usos futuros. Al final de la semana, deberá haberse ajustado a la disminución en el número de sesiones diarias de extracción de leche.

Para cuando su hijo cumpla su primer año, probablemente habrá dejado de extraerse leche en el trabajo, limitándose a amamantar al niño cuando estén juntos y pidiendo a la niñera que le dé jugo, leche de fórmula o leche de vaca cuando usted no esté presente. Al mirar hacia atrás, es posible que el tiempo que pasó extrayéndose leche le parezca sorprendentemente corto, y que ciertamente haya valido la pena al considerar los muchos meses de beneficios que el bebé ha recibido como resultado de la lactancia materna.

OBTENIENDO EL APOYO QUE NECESITA EN CASA

Nadie —particularmente una madre— vive en un mundo a solas. Sin duda le será más fácil combinar la lactancia materna con el trabajo fuera de casa si cuenta con el apoyo de familiares, amigos y expertos. De hecho, la falta de dicho apoyo es una de las razones más frecuentes por las que —según se sabe— una mujer deja de lactar a su bebé antes de

Preguntas y Respuestas

¿Podré seguir amamantándolo?

P: *Mi jefe y mis compañeros de trabajo respaldan mis esfuerzos por seguir lactando a mi hijo. Pero lo extraño es que mi esposo no le ve razón de ser al asunto. Ahora que tenemos un congelador lleno de leche materna, él constantemente me sugiere que simplemente le dé un biberón al bebé en lugar de amamantarlo cuando esté en la casa. Es fácil desanimarse cuando la familia insiste en que no vale la pena todo el esfuerzo. ¿Cómo puedo hacer para que colabore conmigo?*

R: Es posible que su esposo no entienda el papel que desempeña el amamantar al bebé en la producción de leche y que no aprecie a cabalidad la cercanía y el sentido de seguridad que la lactancia materna brinda a su hijo. Tal vez hasta esté celoso, sin saberlo, del papel central que el bebé desempeña en su vida en este momento. Respáldelo, pero también recuérdele por qué usted prefiere amamantar directamente al bebé; hágale ver que darle un biberón con leche materna es muy bueno pero que no sustituye el acto real; y que si no amamanta al bebé con frecuencia su suministro de leche pronto desaparecerá. Recuérdele que al mamar de su pecho el bebé puede conciliar mejor el sueño. Después dedique un tiempo y esfuerzo a hacer sentir valioso a su esposo, de tal modo que él también se sienta parte de la familia.

que éste cumpla los seis meses de edad. Su pareja puede desempeñar un papel vital en este sentido ayudando al bebé a adaptarse al biberón o al vaso a medida que usted se prepara para regresar al trabajo, transportándolo al lugar donde lo cuidan (o cuidándolo por sí mismo cuando sea posible), facilitando un "momento de reunión" tranquilo y sin interrupciones para usted y su bebé al final de un día de trabajo, y respaldando su decisión de reincorporarse a su empleo y continuar dándole de lactar al niño al mismo tiempo. La ayuda de su pareja con los quehaceres domésticos le permitirá a usted disponer de tiempo ya sea para

P: *Me preparé cuidadosamente para la transición de regreso al trabajo, pero a pesar de todos mis esfuerzos, mi hijo de seis meses ha perdido por completo el interés en amamantar en las cuatro semanas desde que volví al trabajo. ¿Hay algo que pueda hacer?*

R: Algunos bebés —particularmente aquellos mayores de seis meses— pierden gradualmente el interés en la lactancia materna a medida que se adaptan al biberón. A menudo esta pérdida de interés está unida a un bajo suministro de leche. Para corregirlo, procure amamantar al bebé con frecuencia y siempre que él quiera, tanto para consolarlo y calmarlo como para nutrirlo. Amamántelo en un lugar tranquilo, a media luz y con pocas distracciones, y contemple la idea de incrementar el número de tomas nocturnas. Si el bebé no completa una sesión de lactancia, extráigase el resto de leche de sus senos para aumentar su suministro de leche. Tenga en cuenta, sin embargo, que algunos bebés de esta edad simplemente se destetan a sí mismos de un modo natural. Si su bebé se ha beneficiado de la lactancia materna como única fuente de alimentación hasta este momento, felicítese a sí misma por haberle aportado la mejor nutrición posible por el tiempo que él lo necesitó.

amamantar al bebé en casa o descansar a medida que se ajusta a su atareado horario. Los amigos y parientes pueden servirle de apoyo emocional, compartir sus experiencias y sapiencia con usted y referirla a grupos de ayuda, programas y otras fuentes de información en su localidad. Su pediatra, especialista en lactancia y otros expertos en el tema pueden aconsejarla sobre el tipo de extractor que se ajusta mejor a sus necesidades, ayudarla a dominar la técnica de extracción de leche y sugerirle modos para que su bebé se ajuste más fácilmente a una nueva rutina de lactancia. Los grupos comunitarios de apoyo sobre lactancia materna para madres trabajadoras pueden ofrecer valiosos consejos y respaldar su decisión de seguir dándole de lactar a su hijo. Si tiene una niñera que apoya su plan de lactancia, encontrará que su ayuda y estímulo son invaluables. Y no olvide apoyarse a sí misma durante este período descansando lo suficiente, tomando muchos líquidos y dedicando algún tiempo a sus propias cosas.

TRABAJO Y LACTANCIA: UNA SANA RUTINA

—¡Hasta luego chiquita!— Betty dijo una vez más a medida que el auto de la familia se alejaba de la acera del aeropuerto llevando a bordo a su esposo y su hijita Laura, de catorce meses de edad. Era su primer viaje de trabajo desde que Laura había nacido, y Betty sintió un tirón en el corazón a pesar de que estaría lejos sólo por unos cuantos días. *Al menos sé que Laura se divertirá durante mi ausencia,* se recordó a sí misma mientras cargaba la maleta hacia el interior del aeropuerto. Se había esforzado mucho el año pasado por encontrar una niñera adecuada para Laura y no sabía que habría hecho sin el apoyo de Rebeca. Su esposo había organizado las cosas para cuidar a Laura luego del trabajo y la mamá de Betty estaría a su disposición en caso de que la necesitaran. Aunque Betty aún le estaba dando de lactar a Laura, tampoco tenía que preocuparle su nutrición durante su ausencia. Laura llevaba varios meses comiendo alimentos sólidos y ahora tomaba otros líquidos de un vaso sin ningún problema. Sin embargo, Betty había empacado el extractor manual para extraerse leche con el fin de aliviar sus pechos y mantener su suministro de leche.

Combinar el trabajo con la lactancia materna resultó más fácil de lo que esperaba, reflexionó Betty a medida que se ponía en fila para abordar el avión. Había tenido su buena cuota de sorpresas (como la vez en que sus pechos comenzaron a gotear en medio de una presentación en su compañía), pero incluso esos momentos constituían ahora recuerdos graciosos en lugar de motivo de vergüenza. Había aprendido a afrontar ese tipo de situaciones de un modo sereno y profesional. En retrospectiva, los pocos meses que había pasado extrayéndose leche en la oficina pasaron como un soplo, especialmente si se les veía en términos de los 14 meses en que había estado dándole de lactar a Laura. El extraerse leche en el trabajo sin duda valió la pena en términos de la cercanía que ella y su hija habían mantenido a pesar de no estar juntas todo el tiempo.

Una de las mejores "bonificaciones" de la lactancia materna, según Betty, era la forma como mejoraba la relación emocional con su hija. Tras muchos meses de responder a las señales y necesidades de una y otra, se había incrementado la sensibilidad hacia los sentimientos mutuos y esto las ayudaba a comunicarse efectivamente. Betty sabía que cuando regresara de este viaje de trabajo era muy posible que Laura expresara su resentimiento por su ausencia portándose mal, volviendo a poner a prueba sus límites o negándose a amamantar. Por otro lado, era posible que fuera derecho a montarse en el regazo de su mamá, feliz de volverse a sentir amparada en sus brazos. Ambas reacciones eran normales, pensó Betty, y la experiencia le había enseñado que el mejor plan era respetar los sentimientos de su hija, tener paciencia y, de ser necesario, usar el extractor de leche para mantener su suministro de leche hasta que Laura decidiera si quería reanudar la lactancia.

Betty dio un suspiro, tranquila de saber que tenía un plan previsto. *Tener éxito como empleada y madre que da de lactar tal vez no sea la cosa más fácil del mundo*, pensó mientras le sonreía a una pareja que pasaba con su hijo de dos años, *pero lo que sí sé es que se vuelve más fácil con la práctica.* Y la recompensa era una nueva confianza en su habilidad para manejar su trabajo y cuidar de su familia a la vez.

CAPÍTULO 11

El papel del padre

"Cuando trajimos a la casa a nuestra hijita recién nacida del hospital, me sorprendí de ver todo el tiempo que mi esposa pasaba amamantándola. Al principio casi no podía estar con ninguna de las dos. Creo que me sentía excluido. Pero con el paso de los días, me di cuenta para qué era útil, como hacer que Diana se durmiera apretándola contra mi pecho y cantándole una canción, o darle un baño sabroso. Diana ya casi tiene cinco años y todavía pasamos mucho tiempo juntos. Me alegro de que haya sido amamantada y de haber colaborado".

—Carlos, 38 años, papá de Diana

El llanto de Jacobo atravesó el silencio de la casa, despertando de inmediato a sus padres. —¿Qué hora es? —murmuró Benjamín su padre, viendo que el reloj marcaba las cuatro y treinta de la mañana.

—No te levantes —dijo Mercedes, su esposa, quien ya estaba fuera de la cama y caminaba torpemente hacia la puerta—. Vuélvete a dormir.

Benjamín volvió a caer contra la almohada, pero no era tan fácil relajarse. Ésta era la segunda vez que Mercedes se había levantado esa noche para darle de comer a Jacobo. Benjamín se sentía mal de que ella tuviera que interrumpir tanto su sueño, y, para ser honesto, tampoco le gustaba para nada tener que pasar mitad de la noche a solas en la cama. Suponía que todo esto era parte del "paquete" de ser padre, pero le hubiera gustado poder participar más de la situación. *Nunca los veo*, pensó malhumoradamente hundiéndose en las frazadas. *Ellos están juntos, y yo estoy aquí, solo. ¿Cuándo es mi turno?*

Y CON PAPI SOMOS TRES

Hasta el momento hemos dedicado gran atención a la experiencia emocional de la nueva madre a medida que se ajusta a la labor de cuidar de su bebé, pero los papás también se suelen sentir abrumados con el júbilo, el cansancio, el asombro y las inquietudes que vienen al tener un hijo. Cuando la mamá está amamantando al bebé, el compañero podría sentirse excluído al comienzo, a medida que madre e hijo se concentran en los ritmos de la lactancia, el sueño y el juego. Esta intensa conexión es parte natural e importante en la vida del recién nacido, brindándole una especie de puente de la experiencia prenatal a la experiencia postnatal, y extendiendo los cimientos de un sentido básico de seguridad para el futuro. Sin embargo, ciertos estudios también indican que los niños cuyos padres están involucrados en sus vidas desde el nacimiento responden mejor en términos cognoscitivos, académicos y sociales a medida que crecen. A todas luces, el crecimiento óptimo de un niño parte de un vínculo seguro con *ambos* padres.

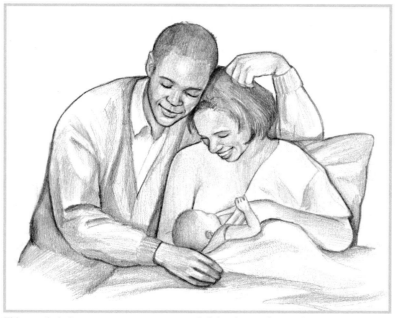

El hacer de la lactancia materna una prioridad, les da a ambos padres la oportunidad de compartir tiempo como una nueva familia.

Sabía usted que...

DATOS PARA LOS PAPÁS SOBRE
LA LACTANCIA MATERNA

- Los bebés amamantados tienden a ser más saludables que los bebés alimentados con leche de fórmula. Además, no hay necesidad de comprar costosas latas de leche ni accesorios para alimentar al bebé. Podrá ahorrar el dinero que tendría que gastar en leche de fórmula.

- La lactancia materna ha demostrado reducir el riesgo de cáncer de los senos, los ovarios y el endometrio en la vida de la madre más adelante. Asimismo, podría reducir el riesgo de osteoporosis.

- Las mujeres que dan de lactar usan el peso (depósitos de grasa) que acumularon durante el embarazo para producir leche materna, así que entre más amamanten, más probable será que recuperen la figura previa al embarazo.

- La percepción de la madre sobre la actitud del padre hacia la lactancia materna, es uno de los factores de mayor influencia en su decisión de amamantar al bebé.

- La lactancia materna como única fuente de nutrición para el bebé, sin biberones suplementarios ni alimentos sólidos, demora la ovulación de la madre y funciona como una forma natural de anticoncepción por los primeros seis meses luego del parto, siempre y cuando la madre no haya reanudado su ciclo menstrual y el bebé siga siendo amamantado de lleno durante la noche.

- Una madre que da de lactar cuyo compañero la respalde ocupándose de los quehaceres domésticos, tiene más probabilidades de tener una lactancia más exitosa y prolongada, disfrutar más de la vida familiar y tener más energía sobrante para sus relaciones adultas.

- El desarrollo cerebral del bebé depende de una interacción verbal, física y emocional frecuente con una persona familiar y amorosa. Los bebés necesitan que les canten, los mezan y les jueguen tanto como necesitan que los amamanten.

- El contacto visual entre el padre y su bebé es importante para el desarrollo infantil. Mamá e hijo a menudo hacen contacto visual durante la lactancia. Un papá puede mantener el contacto visual con su hijo al cambiarle los pañales, darle un baño o jugar con él.

- Los niños en crecimiento se benefician de experimentar los diferentes pero complementarios estilos de crianza de dos adultos distintos.

- La Academia Americana de Pediatría recomienda la lactancia materna como única fuente de nutrición hasta que el bebé tenga aproximadamente seis meses de edad; la lactancia materna en combinación con alimentos sólidos por los siguientes seis meses, y continuar con la lactancia materna a partir de entonces por el tiempo que madre e hijo lo deseen mutuamente.

¿CÓMO NOS PUEDE AYUDAR PAPÁ?
(¿Y QUÉ LE ESPERA A ÉL?)

Es fácil decir que los papás son importantes en la vida del recién nacido y de su pareja, pero a ratos, especialmente durante los primeros meses, tal vez sea difícil ver *de qué modo* pueden participar. Vale la pena recordar que en estos momentos, todo detalle, por pequeño que sea, significa mucho: una palabra de estímulo para su pareja a medida que se ajusta a su nueva rutina, ofrecer ayudarla con los quehaceres domésticos o cuidar del bebé mientras ella toma una siesta, una sólida defensa cuando un amigo o pariente cuestiona la decisión de ella de amamantar al bebé según lo demande. Todos estos pequeños actos le dejan saber a su pareja que usted apoya firmemente su determinación de amamantar al bebé y

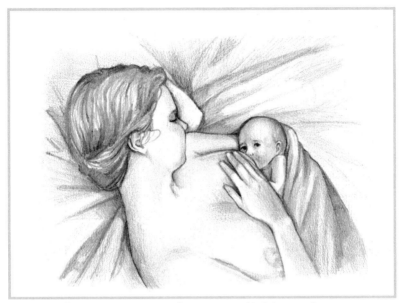

Es muy gratificante para su pareja verla amamantar al bebé, y usted
apreciará el estímulo y apoyo que él le dé.

que continuará respaldándola a medida que pase el tiempo. Muchos
estudios han demostrado que el apoyo del papá es el factor más
importante en la decisión de una mujer de iniciar o continuar la lactancia
materna. Después de todo, usted es el otro padre del bebé y quizás el
amigo más cercano de su esposa. Al secundar su decisión de darle al niño
la mejor nutrición posible, sus acciones pueden tener un impacto
decisivo e importante en la vida del bebé.

Uno de los primeros pasos que puede tomar como pareja de una
mamá que da de lactar, es educarse a sí mismo sobre los muchos
beneficios de la lactancia materna. Eso ya lo está haciendo al leer este
capítulo (y, confiamos también, el resto del libro). También puede
pedirle al pediatra que le hable de las ventajas de la leche materna sobre
la leche de fórmula y que le dé una idea de qué esperar en términos
prácticos durante los primeros meses de vida del bebé. De ser posible,
asista a las clases de lactancia materna con su pareja. Al entender cómo
se logra la lactancia materna, podrá ayudar mejor a su pareja luego del
parto a aprender técnicas como la de colocar bien al bebé para que se

agarre correctamente al pecho. El enterarse sobre las ventajas de la lactancia materna también le servirá para darles buenos argumentos a los familiares y amigos que no entiendan o respalden la decisión de amamantar al bebé. Recuerde que muchas personas aún no están conscientes de los grandes beneficios de la leche materna y no han sido parte de una relación de lactancia con sus hijos.

Para respaldar la decisión de su esposa de amamantar al bebé inmediatamente después de nacido, ayúdela a estar cómoda en la sala de partos. Mientras están en el hospital, ofrézcase a cargar, mecer y cambiarle los pañales al bebé de tal modo que su esposa pueda dormir entre una y otra toma. Además, puede velar porque se cumpla la decisión mutua de que el bebé no reciba un chupete o biberones con leche de fórmula sin que exista una razón médica clara. Si el bebé no puede quedarse todo el tiempo en la misma habitación de la madre debido a una enfermedad, usted puede solicitar un extractor de leche para su esposa y ayudarla a ensamblarlo y usarlo.

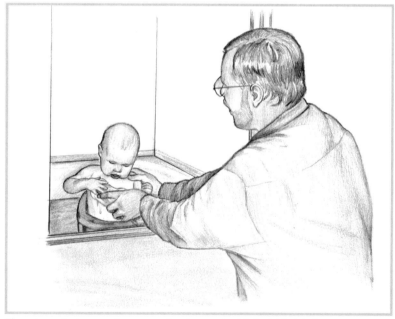

El papá puede desempeñar un papel activo en el cuidado del bebé al bañarlo, cambiarle el pañal y sacarle los gases.

Una vez que lleguen del hospital y se inicie la vida familiar en casa, su papel como pareja de la madre que amamanta adquirirá nueva importancia. A medida que ella se concentra en establecer una rutina

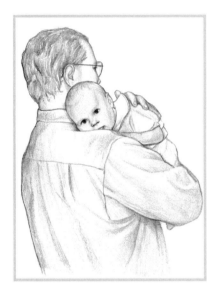

de lactancia, usted puede concentrarse en hacer que la casa siga funcionando eficientemente y actuar como amortiguador de posibles distracciones para una lactancia efectiva. Si le es posible, pida algunos días libres para preparar comidas, lavar la ropa, entretener a los niños mayorcitos y en general, permitir a madre e hijo que se concentren en aprender las técnicas de lactancia y obtener el descanso que necesitan. Ofrézcale a su pareja algo de comer y tomar mientras está amamantando al niño,

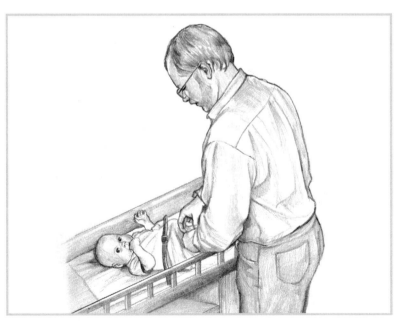

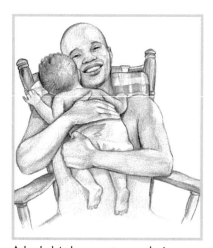

A los bebés les encanta que alguien los cargue y arrulle después de ser alimentados, lo que constituye una excelente oportunidad para el papá de unirse a su hijo y respaldar así el proceso de lactancia materna.

tráigale almohadas si le hacen falta para colocar bien al bebé, y acérquele un libro, el teléfono, pañales o cualquier otra cosa que ella quiera tener a la mano.Si nota que le está costando trabajo amantar al niño —si le duelen los pechos o sienta que el bebé no está obteniendo suficiente leche— ponga en práctica sus propias observaciones e ideas para ayudarla a hacer ajustes en su técnica de alimentación. Si ve que ella todavía está batallando con lo mismo pero no quiere pedir ayuda, recuérdele que el éxito de la lactancia materna es una prioridad para toda la familia, anímela a buscar ayuda profesional fuera de casa y dígale que usted está allí para ayudarla de cualquier modo posible. Ofrézcase a llamar a pedir una cita en su nombre. Ella apreciará su preocupación y su constante apoyo.

A medida que los dos se familiarizan con la rutina de la crianza, usted puede ayudar a cambiarle el pañal al bebé, bañarlo y jugar con él, de tal modo que su pareja pueda dormir entre una y otra toma y hasta goce de un rato a solas para sí misma. Estas interacciones con su recién nacido son excelentes oportunidades de crear una relación única con él. Después de una toma, un bebé satisfecho por lo común está apto para acurrucarse contra el pecho de papá y hacer una siesta o quizás jugar un poco. Aproveche al máximo estos momentos: sonríale y háblele al bebé mientras le cambia el pañal, haga chapotear el agua a la hora de bañarlo si el bebé parece divertirse con esto, cárguelo y mézalo cuando llore, e invente jueguitos reservados sólo para los dos. A los bebés también les encanta ser parte de las actividades de los "grandes" como salir a caminar y "leer" libros y revistas. A medida que su bebé experimenta estos momentos de modo regular, irá entendido que papi no es tan sólo un sustituto de mami.

Entrar en escena

CONSEJOS DE PADRES EXPERIMENTADOS

Los pequeños detalles son los que cuentan. Una palabra de estímulo o el ofrecimiento de cargar al bebé significan mucho para la madre y hacen que la vida hogareña sea más alegre. Busque modos en que ambos puedan mantener el espíritu en alto, como traer flores a la casa después del trabajo, decirle a su pareja que se ve linda cuando está dándole el pecho al niño y levantarse primero en las mañanas para ocuparse de los oficios domésticos y dejarla a ella dormir.

Lo que el bebé necesita. Una vez que el bebé nazca, la mamá del niño podría estar dedicada a aprender nuevas destrezas, los parientes podrían ofrecer consejos contradictorios y su propia rutina como padre y trabajador podrían abrumarlo a ratos. Es tentador, en tales momentos, retirarse y dejar que su pareja se dedique a la crianza del bebé, pero ella necesitará de su ayuda para establecer el ritmo de lactancia. Piense en las necesidades del bebé y en cómo puede satisfacerlas más efectivamente.

Recuerde: todo esto pasará. Es muy probable que al principio se sientan cansados y frustrados de vez en cuando. Hablen con anticipación sobre lo que harán cuando estén tentados a atacarse mutuamente. Un chiste íntimo, un beso o el ofrecimiento de tratar de resolver las cosas, podrían aliviar la situación. Tenga en cuenta que lo que usted está haciendo es importante y que su papel como nuevos papás no durará mucho. Aprecie este período sorprendente y singular mientras dure.

Conozca a su bebé. Éste también es su hijo. Preséntele su mundo, observe sus respuestas y comience a disfrutar de esta relación única y especial.

◆ COMBINANDO EL TRABAJO Y LA VIDA FAMILIAR

El horario laboral plantea retos adicionales para ambos padres de un niño amamantado. Si usted trabaja fuera de casa durante los primeros meses de la crianza, deberá llevar un control de su suministro de energía tan cuidadosamente como su pareja. De ser posible, trate de no extender las horas laborales, asumir proyectos adicionales ni viajar mucho durante este período. Si siente que usted o su pareja están seriamente privados de sueño, comenten cómo podrían reasignar las labores de la crianza para que ambos tengan tiempo de dormir y relajarse lo suficiente.

Si la mamá del niño retorna al trabajo fuera de casa, necesitará la misma consideración de su parte. El ajustarse a sus nuevas responsabilidades puede ser atemorizante para ella en un comienzo, puesto que deberá enfrentarse a retos tales como aprender a usar el extractor, almacenar leche materna para futuros usos, coordinar el cuidado del niño y extraerse leche en el trabajo. Usted puede ofrecerse a facilitar el proceso de diversas formas, tales como ayudar a localizar una niñera adecuada, empacar la bolsa con las cosas del bebé antes de salir al trabajo cada mañana, preparar el extractor de leche en la noche para que su pareja lo use al día siguiente, y cerciorarse de que madre e hijo gocen de una "reunión de lactancia" sin interrupciones al final de cada día laboral. Si es factible, contemple la idea de llevar al bebé al sitio de trabajo de la madre al medio día para que ella le dé de comer allí. Tenga en cuenta también que su esposa podría estar más

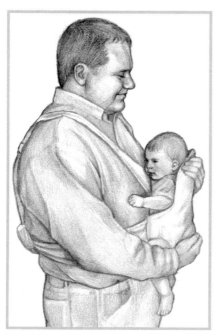

Su pareja puede ayudarle jugando con el bebé o cargándolo, ayudándola a encontrar una niñera y lavando y preparando los extractores de leche.

Preguntas y Respuestas
¿Qué puedo hacer?

P: *Mi esposa cree firmemente en la lactancia materna según lo demande el bebé, pero mis padres piensan que está malcriando a mi hija de tres semanas de edad al amamantarla cada hora o incluso más frecuentemente. Me dicen que a ese ritmo nuestra hija nunca aprenderá a ser responsable ni a tener autocontrol, y que al crecer creerá que puede mandar a todo el mundo. ¿Quién tiene razón, mi esposa o mis padres? ¿Y cómo puedo complacer a todos?*

R: La reacción de sus padres a la lactancia materna según lo demande el bebé es muy común pero inapropiada, tal como se comentó en el Capítulo 6. No es posible malcriar a un bebé de tres semanas de edad y tan sólo se beneficiará del hecho de saber que sus necesidades son consistentemente satisfechas. Es posible que no pueda cambiar la mentalidad de sus padres, pero es importante hacerles saber que usted está de acuerdo con la decisión de la madre de amamantar al bebé cada vez que éste lo desee. Su esposa apreciará su apoyo y el hecho de que usted y ella estén unidos en esa decisión. Al respaldarla, estará creando un poderoso equipo de crianza que le será muy provechoso a la familia en los años por venir. Es probable que, con el tiempo, sus padres vean que ustedes dos tomaron la decisión correcta.

cansada de lo usual a medida que aprende a combinar la crianza del niño con un trabajo. Hágale concesiones sabiendo que las reservas de ella son limitadas y mantengan las líneas de comunicación abiertas.

Por supuesto, los papás también pueden cansarse y sentirse sencillamente desanimados. En momentos como éstos es de utilidad tener a unas cuantas personas en mente que sepan como ayudarle a relajarse y desahogarse. Idealmente, podrá disfrutar del apoyo de amigos que también colaboraron mucho en la crianza de sus bebés amamantados.

P: *Nuestro bebé, Enrique, tiene ocho semanas de edad y todavía no duerme la noche seguida. Mi esposa está extenuada, así que últimamente me he estado levantando para jugar con él por un rato antes de que ella lo amamante, y así darle a ella un descansito. Desafortunadamente, Enrique sigue llorando y cada vez más fuerte, así que mi esposa termina por levantarse y encargarse del bebé. ¿Hay algún modo de distraer al bebé para que mi esposa pueda dormir?*

R: El llanto de su bebé es un modo de decirle que tiene hambre y que necesita que lo alimenten. Al responder a sus necesidades, usted reafirma la confianza y el apego que le tiene, estableciendo así las bases de un crecimiento saludable durante toda la niñez. Aunque su esposa esté muy cansada, es importante que ella amamante al bebé cuando éste le comunique sus necesidades. Usted puede facilitar las tomas nocturnas al levantarse y llevarle el bebé, permitiéndole así amamantarlo en la cama medio dormida, y después cambiándole el pañal y ayudándolo a que se vuelva a dormir. Contemple la idea de mantener al bebé cerca de la cama de ustedes en un moisés o cuna, para que su esposa no tenga que levantarse a ir por él. Muchas parejas asignan el "turno diurno" a uno de los padres y el "turno nocturno" al otro, de tal modo que la esposa, por ejemplo, atienda al bebé en la noche, pero después de la primera toma de la mañana, el esposo se levanta para atender al bebé en lo posible durante el día entre una toma y otra. Muy pronto las tomas disminuirán en frecuencia y su hijo dormirá a intervalos más largos. Mientras tanto, su esposa y su hijo le estarán agradecidos por su ayuda.

Esos papás experimentados podrían ofrecerle soluciones a sus problemas, darle apoyo moral cuando las cosas se pongan difíciles y darle sugerencias sobre cómo lidiar con los consejos no solicitados y las críticas que algunos nuevos padres reciben. Si no conoce a ningún papá que haya desempeñado un papel activo en la vida de sus hijos, comuníquese con la Liga de La Leche de su localidad (véase el Capítulo 3) para obtener datos sobre reuniones de parejas. Por último, no olvide a sus amigas o compañeras de trabajo, que pueden comprender muchos de los aspectos

P: *Mi esposa y yo nos separamos durante el embarazo y ella tiene custodia del bebé. Quisiera establecer un horario para visitarlo. ¿Es ésto posible con un bebé que es amamantado?*

R: Usted está teniendo un magnífico comienzo como padre al reconocer que la necesidad de su hijo de ser amamantado es la prioridad en estos momentos. Lo ideal sería que llegara a un acuerdo con la madre del bebé para crear un horario de visitas que no interfiriera con dicha necesidad, en lugar de recurrir a un acuerdo dictado por la corte que pueda ser menos favorable. El mejor horario de visitas comienza con la duración y frecuencia de las separaciones de la madre que su bebé ya experimenta y que gradualmente se amplían a medida que pasa el tiempo. Si la madre no trabaja fuera de la casa y amamanta al bebé según él lo demande, deberá empezar con visitas frecuentes y breves (quizás visitando al niño por una hora antes del trabajo, a la hora del almuerzo o después del trabajo en días señalados, preferiblemente en casa de la madre). Si el bebé está acostumbrado a ser cuidado por una niñera por períodos más largos, usted puede reemplazar a la niñera por ese mismo tiempo. A medida que usted aumenta el número y la duración de las visitas que hace a su niño, comente con la madre la posibilidad de usar un biberón con leche materna que ella se haya sacado con un extractor o a mano, y tenga en cuenta que podrá darle de comer algunos alimentos sólidos a partir de los seis meses de edad. Una vez que haya alcanzado esta etapa y las tomas sean más espaciadas, será más fácil para usted salir con el niño por un tiempo breve. Con el tiempo, a su niño le encantará pasar alguna noche y los fines de semana con usted.

● ✛ ◆ ✛ ● ✛ ◆ ✛ ● ✛ ◆ ✛ ● ✛

de la vida como padres y ofrecerle ideas sobre situaciones que le preocupan. Independientemente de quién elija para desahogarse, trate de reservar tiempo para hablar. El convertirse en padres es una enorme transición para toda pareja. El compartir tanto las buenas como las malas con un amigo comprensivo, hará que su experiencia sea más positiva y profunda.

LACTANCIA MATERNA Y SEXUALIDAD

Había oído todo tipo de chistes sobre lo que un nuevo bebé hace con la vida sexual de una pareja, escribió un padre, *pero cuando nos pasó a nosotros, sentí como si nuestro matrimonio hubiera sido arrollado por un camión. De repente, mi esposa ya no quería que la tocara...¡lo que se dice nunca! Esa fue una parte difícil de ajustarse a la paternidad, pero ahora volvimos a ser lo que éramos. En realidad, yo diría que nuestra relación es todavía más satisfactoria ahora de lo que fue cuando nuestra hija nació.*

No debería ser una sorpresa para nadie que la experiencia del parto, una falta de sueño significativa y un cambio radical en la estructura familiar, puedan crear choques tan fuertes en la relación marital de una pareja, pero aun así muchos padres se asombran ante los altibajos en los sentimientos mutuos y el deseo de contacto sexual. Las cosas se complican aún más por el hecho de que las experiencias de las madres y los padres difieren fundamentalmente al principio de la crianza: mientras que las madres están casi en permanente contacto físico con sus bebés, los padres están de espectadores, deseando una mayor cercanía. Al final del día, la nueva mamá puede haber tenido tanto contacto corporal con el bebé, que el sexo es lo último que hay en su mente, mientras que el padre pueda sentirse especialmente necesitado de alguna manifestación física del afecto de su pareja.

Éste no siempre es el caso, por supuesto. Algunas madres que lactan (y sus parejas) experimentan menos deseo sexual durante ciertas fases de la crianza, mientras que otros experimentan más. Si usted y su pareja encuentran que la intimidad del período de la lactancia materna mejora su vida sexual o si se siente libre por los beneficios naturales de control natal que brinda la lactancia materna como única forma de alimentación del bebé durante los primeros seis meses, aprovéchenlo al máximo. Si, por el contrario, sus deseos entran en conflicto, trate de ver las cosas a largo plazo. Recuerde que esta etapa pasará, y mientras tanto, trate de mantener abierta la comunicación. Es posible que su pareja responda más positivamente a los besos, un arrumaco ocasional o una fricción en la espalda que a un contacto físico más intenso. Los elogios sinceros pueden significar mucho para una nueva mamá, ya que es posible que se sienta menos "arreglada" de lo que solía estar y un poco cohibida por la forma de su cuerpo luego del parto. A algunos hombres les gusta el

Aquí entre nos

¿QUÉ SIENTE HACIA LA LACTANCIA MATERNA?

En un reciente estudio, se le pidió a un grupo de mujeres embarazadas que anticiparan cuál sería la actitud de su pareja hacia la lactancia materna. Sorprendentemente, las respuestas fueron bastante imprecisas (casi tan imprecisas como haber hecho preguntas al azar). La mayoría creía que sus compañeros eran mucho más negativos de lo que en realidad eran. Por este motivo, es importante compartir con su pareja, siempre que sea posible, sus sentimientos sobre la lactancia materna y el hecho de convertirse en padres. Tales conversaciones pueden ayudar a preservar la intimidad de su relación durante los retos físicos de los primeros meses, a la vez que apoya a su esposa en sus esfuerzos de lactancia en momentos en que cualquier palabra de estímulo ayuda. Si le encanta verla amamantando al bebé, exprésele lo que siente en ese momento. Si cree que su figura opulenta de madre que amamanta es sexy, hágaselo saber. Comparta con ella el orgullo que siente de que ella esté tan comprometida con la lactancia materna al punto de amamantar en público y darse a su hijo cada vez que él tiene hambre. Esas palabras de apoyo y afirmación pueden actuar como un afrodisíaco altamente efectivo para muchas nuevas madres (si no ahora, más adelante) e incluso pueden mejorar su matrimonio tanto como promueven la buena salud de su hijo.

hecho de que los senos de su pareja hayan aumentado de tamaño como resultado de la lactancia. (Tenga presente que la leche materna puede bajar durante el orgasmo, provocando un poco de goteo. Sin embargo, no hay por qué preocuparse por esta "leche derramada". Aún quedará leche de sobra para el bebé.)

Un reciente estudio demostró que la mayoría de las parejas reanudan las relaciones íntimas aproximadamente a las siete semanas del posparto, aunque las parejas que amamantan a sus hijos tienen a reanudar su actividad sexual más gradualmente que las parejas que usan el biberón durante el primer año. Al tomar en cuenta este patrón típico de actividad sexual y entender que es parte normal de la transición del embarazo a la vida como familia, podrá relajarse lo suficiente durante esta falla temporal en su vida sexual para gozar de los maravillosos cambios que se están produciendo en su familia.

YO VOY POR ÉL, DUERME TÚ: CREANDO UN EQUIPO DE CRIANZA

—¿Qué hora es? —Benjamín miró el reloj—. Cuatro de la mañana —murmuró—. ¿Por qué será que no me sorprende? —. Se dio vuelta en la cama para ver si Mercedes estaba despierta, pero ella ya había alzado a Jacobo de su cuna y lo había acomodado a su lado en la cama para amamantarlo entre dormida y despierta. *El poner esa cunita en nuestra habitación fue una de las mejores ideas que hemos tenido,* pensó Benjamín dándose la vuelta para volverse a dormir. Otra buena idea fue hablar con Mercedes sobre cómo dividirían las labores de crianza y planear sus horarios en concordancia. Ahora Benjamín podía dormir sin sentirse culpable, sabiendo que se encargaría de Jacobo después de su primera toma de la mañana para que Mercedes pudiera dormir un poco más. Benjamín había descubierto que hasta le gustaba hacer el desayuno y arreglar la casa a primeras horas de la mañana, mientras que Jacobo sacaba la cabecita desde la mochila porta-bebés en que lo llevaba. Antes de salir a trabajar, Benjamín se cercioraba de que Mercedes tuviera los productos para bebé que necesitaría durante el día. Cuando llegaba a la casa al atardecer, arrullaba y cargaba a Jacobo para que Mercedes pudiera dedicarse a sus propias cosas o dormir un rato.

Lejos de sentirse separado de su pequeña familia, Benjamín había empezado a verse como una valiosa parte del equipo de crianza. Él y Jacobo habían descubierto que les gustaba oír música y leer libros juntos, y Benjamín siempre encontraba el modo de hacer reír a su hijito. Al estirar el pie para tocar el tobillo de Mercedes, Benjamín también pensó que el pasar tiempo con su familia le había inspirado a sentir más amor y respeto por su esposa en el papel de madre que nutre a su hijo. La experiencia que habían compartido los había acercado, a pesar de aquellos difíciles momentos, cuando todo lo que deseaban hacer era dormir. *Jacobo es un niñito afortunado,* se dijo a sí mismo. *Dos padres que son muy distintos pero que aman a su hijo a su propia manera.* Y cuando Benjamín se dio la vuelta y vio la carita sonriente y saludable de su bebé en brazos de su esposa, supo que él era tan afortunado como su hijo.

CAPÍTULO 12

Destetando al bebé

"Con 19 meses de edad, mi hija se pega a mi pecho para mamar sólo un par de veces al día. Muy pronto ella misma se destetará por completo y entonces echaré de menos esa parte de nuestra relación. Sin embargo, estoy feliz de haber amamantado a mi hija y, a juzgar por su sonrisa y su actitud, ¡se qué ella también lo esta!".

—Erica, 27 años, mamá de Carlota

—¡Mira mami! —Michelle, de dos años de edad, llamó a su mamá desde la cima del pequeño tobogán del parque del vecindario. Gabriela, su mamá, la saludó con la mano desde la banca cercana donde estaba sentada charlando con su mejor amiga, Susana. Mientras las dos mujeres observaban, Michelle se deslizó por el tobogán dando grititos de alegría y aterrizó pesadamente en el suelo. Desafortunadamente, se golpeó la parte de atrás de la cabeza contra el borde del tobogán y corrió hacia su mamá llorando.

—Ay, nena, ¡qué golpe te diste! —Gabriela dijo apresurándose a alzar a su pequeña—. Pobre mi chiquita. Pero no fue tan duro, ¿verdad? ¿Quieres venir a sentarte un rato con mami? —. Gabriela volvió a sentarse en la banca con su amiga, arrullando a su hija en su regazo y preparándola para una reconfortante sesión de lactancia. Pero Michelle ya se había limpiado las lágrimas y estaba lista para salir corriendo.

—¡Tobogán! —dijo bajándose del regazo de su madre. Instantes después volvía a treparse por la escalerita animadamente.

Gabriela suspiró. —Allá va otra vez —le dijo a su amiga—. Ya casi nunca quiere que le dé el pecho, aun cuando esté molesta.

—Qué gracioso —dijo Susana dirigiendo la mirada a la arenera donde su propia hija de dos años estaba jugando—. Tatiana casi no ha disminuido las tomas. Cuando estaba embarazada, Federico y yo decidimos que le daría el pecho hasta su segundo cumpleaños si ella lo quería, pero eso fue hace tres meses y todavía quiere seguir mamando.

¿YA SE TERMINÓ?

La decisión de dejar de amamantar al niño es algo personal, y muchas madres se sorprenden de que sus propias metas y deseos en esta área difieran marcadamente de los de otras madres e incluso de los de otros niños. Es posible que usted disfrute tanto de la cercanía que brinda la lactancia materna, que quiera seguir amamantando a su hijo durante todo su segundo año de vida. Tal vez su hijo quiera seguir amamantando más allá de su primer año, particularmente antes de acostarse en la noche y cuando necesita de consuelo. Por otro lado, es posible que usted sienta la necesidad de iniciar nuevas actividades o que el temperamento activo de su hijo lo hagan demasiado impaciente como para seguir dándole de lactar. Cuando usted y su hijo decidan que el tiempo ha llegado, sea cual sea el motivo, (o, como ocurre en ciertos casos, de repente la madre se da cuenta de que las tomas van disminuyendo espontáneamente), perciba este cambio como otro paso positivo en su vida en común y como una ventana a las nuevas y fascinantes avenidas en el crecimiento de su hijo.

¿ES ÉSTE EL MOMENTO INDICADO?
CUÁNDO DESTETAR AL NIÑO

El planear con anticipación cuándo dejar de amamantar al niño —o tratar de decidir cuál es la mejor edad para destetarlo— puede ser un ejercicio particularmente difícil para los padres en este país. Pocas costumbres culturales, si es que las hay, nos indican con precisión cuál es el momento para destetar por completo a un niño, aunque los parientes y amigos a menudo parezcan tener opiniones muy marcadas acerca de lo que es mejor para madre e hijo. La Academia Americana de Pediatría recomienda seguir amamantando a un niño más allá de su primer año de vida por el tiempo en que lo deseen mutuamente madre e hijo. Sin embargo, durante el siglo que terminó, las madres en los Estados Unidos tendieron a destetar a sus hijos mucho antes que en la mayoría de los demás países del mundo, favoreciendo el uso de la fórmula infantil. Hoy en día, no obstante, el destetar al niño a una edad más avanzada está ganando una aceptación más amplia dentro de la población en general. Asimismo, el destete en este país se suele iniciar

Una experiencia memorable

SENTIMIENTOS COMUNES SOBRE EL DESTETE

Los sentimientos sobre el fin de ese período en sus vidas en las madres que amamantan son tan variados e intensos como cualquier otra experiencia materna. Le sorprendería saber lo poderosa e incluso turbulenta que podría ser su reacción emocional a la idea de destetar a su bebé, ya sea que difícilmente se pueda imaginar a sí misma sin amamantar o ansíe una mayor libertad. Algunas madres podrían sentirse tristes al tener que desistir de la cercanía que brinda la lactancia materna. Otras podrían experimentar una ambivalencia entre el deseo de una mayor independencia de sus bebés y las ansias de seguir teniéndolos tan cerca.

Sean cuales sean sus sentimientos acerca de esta importante transición (y es muy probable que los experimente todos en uno u otro momento), comprenda que tales reacciones emocionales son muy comunes y naturales. Al arrullar a su bebé e interactuar aún más con él durante el proceso de destete, empezará a estabilizar sus propias emociones y ajustarse a esta nueva etapa de su vida como madre. Hable con amigas que han pasado por el destete de sus propios hijos, o anote sus propias experiencias para compartirlas con su hijo cuando sea mayor. Por último, recuerde que el destete es un paso natural en la tarea de ayudarle a su hijo a crecer. Ambos superarán esta transición y crecerán a medida que encuentran nuevos modos de permanecer unidos.

más frecuentemente por la madre, mientras que en otras culturas son los niños los que comienzan el proceso cuando se sienten preparados. A nivel mundial, la edad promedio para el destete es entre los dos y los cuatro años de edad, mientras que en algunas sociedades la lactancia materna continúa hasta los seis o siete años de edad.

Las investigaciones científicas sobre los beneficios de la lactancia materna a largo plazo en términos de salud y bienestar para la madre y el niño, van en aumento. Los investigadores han encontrado que la composición de la leche materna sigue cambiando durante el curso del segundo año de vida del niño, y que continúa aportando importantes beneficios nutricionales y fomentando el sistema inmunológico del pequeño. Los estudios también han demostrado evidencia de un efecto asociado a dosis con la lactancia materna, lo que significa que entre más se prolongue la lactancia y entre más leche materna consuma un niño, mejor será la salud de él así como de la madre. Investigaciones más amplias han demostrado que entre más sea amamantado un niño durante el primer año de vida, mejores resultados tendrá en pruebas de destrezas cognoscitivas y desempeño académico. Esto es particularmente evidente en niños que son amamantados más allá de los ocho meses de edad. Por éstas y muchas otras razones, la Organización Mundial de la Salud recomienda la lactancia materna como única fuente de nutrición durante los primeros seis meses de edad y urge a las madres a continuar amamantando a sus hijos por lo menos hasta los dos años de edad.

El momento más simple y "natural" de destetar a un niño es cuando él mismo inicie el proceso. El destete comienza naturalmente a los seis meses de edad, cuando se le empiezan a dar alimentos sólidos enriquecidos con hierro. Algunos niños comienzan a alejarse gradualmente del pecho materno y a acercarse a otras formas de nutrición y consuelo hacia el primer año de vida, cuando han comenzado a disfrutar de un amplio surtido de alimentos sólidos y han aprendido a tomar de un vaso. Otros se destetan a sí mismos entre el año y medio y los dos años de edad, a medida que comienzan a tener mayor actividad física y están menos dispuestos a quedarse quietos para ser amamantados. La reducción gradual del número de sesiones de lactancia en este momento puede darse de manera muy sutil, a medida que el niño empieza a estar tan ocupado con nuevas experiencias, que "se olvida" que es hora de tomar del pecho.

Sin embargo, es posible que usted quiera iniciar el destete en una etapa más temprana por razones específicas. Entre éstas figuran tener que estar fuera de casa por períodos más largos, un nuevo embarazo, trabas laborales o incluso una reducción creciente en el deseo de amamantar. (Es importante recordar, no obstante, que usted *puede* seguir amamantando al niño incluso si está embarazada o ha regresado al trabajo, quizás reduciendo la frecuencia de las sesiones e incorporando algunos biberones con leche de fórmula.) La iniciación del proceso de destete, cuando es por su cuenta, no será tan fácil como cuando se siguen las propias pautas del niño, pero con cuidado y sensibilidad, sin duda puede lograrse. Mientras tanto, es importante concentrarse en las necesidades del niño y las suyas propias, ignorando el inevitable consejo y crítica de aquellos ajenos a la relación madre-hijo, resistiéndose a comparar su situación con la de

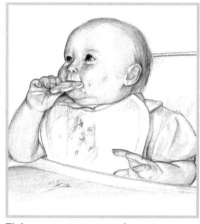

El destete se inicia naturalmente alrededor de los seis meses de edad, cuando se le empiezan a dar al niño alimentos sólidos enriquecidos con hierro.

cualquier otra familia, e incluso, replanteándose cualquier plazo que se hubiera puesto cuando estaba embarazada o cuando su hijo era recién nacido. Tenga en cuenta que ya de por sí le ha aportado el mejor comienzo a su bebé al amamantarlo, independientemente de qué tan pronto o tarde decida destetarlo. Un poco de lactancia materna es mejor que nada. Nadie, aparte de usted y su hijo, pueden decidir qué es mejor para los dos.

Destetar o no destetar

CUANDO LOS PADRES NO ESTÁN DE ACUERDO

Muchas madres —particularmente aquéllas que están amamantando a su primer bebé— se sorprenden de lo mucho que las tradiciones familiares, el trasfondo cultural y las opiniones de los demás cuentan a la hora de considerar el momento óptimo para destetar a sus hijos. A medida que en este país los papás se involucran más y más en el proceso general de la crianza de sus hijos, tienden a expresar sus opiniones —a veces bastante fuertes— acerca de cuándo es apropiada la lactancia materna y a qué edad ya no lo es. Si el papá de su hijo viene de una familia cuyas tradiciones favorecen la lactancia materna hasta los dos o tres años de edad, es probable que no esté de acuerdo con su deseo de suspender la lactancia materna, digamos cuando el bebé cumple un año. Si su propia madre no lo amamantó o desaprueba claramente el que usted siga amamantando a su hijo, él podría presionarla para que proceda con el destete más pronto de lo que usted y el niño quisieran.

Al enfrentar tal situación, es necesario reconocer el deseo del padre de "hacer lo correcto" para usted y su hijo, así como apreciar las poderosas fuerzas que afectan su opinión. Si siente que las decisiones de él sobre el tema surgen más de la noción de que "ése es el modo en que siempre ha sido" en lugar de basarse en evidencias científicas y el consejo de los expertos, sugiérale que lea este libro y pida al pediatra o a una voluntaria de la Liga de La Leche (véase el Capítulo 3) que la refiera a un grupo de padres o club de papás que trata este asunto dentro del contexto general del desarrollo infantil. Por último, escuche con atención las razones que él da para respaldar sus opiniones. La decisión final de cuándo destetar al niño, en última instancia, depende de usted y su hijo, pero el tener en cuenta las opiniones de papá y buscar otros modos de satisfacer sus metas (permitirle que pase más tiempo con el bebé entre una y otra sesión de lactancia, por ejemplo), puede convertir este conflicto en una oportunidad de crecimiento y mayor entendimiento para toda la familia. Si el conflicto persiste, pida el consejo adicional de su pediatra o médico de familia.

UNA SEPARACIÓN GRADUAL:
CÓMO HACER EL DESTETE

Como señalamos previamente, el destete es un proceso natural, y es mejor para usted y su hijo si se produce de ese modo espontáneo. La palabra clave en este contexto es *gradual*, un movimiento gradual hacia otras formas de nutrición y cercanía, con una disminución del número y la duración de las sesiones de lactancia durante el curso de semanas o incluso meses. De este modo, usted y su hijo tendrán tiempo de encontrar otras formas de mantener la unión, expresar y aceptar manifestaciones de ternura o consuelo y proporcionarle al niño un consumo nutricional adecuado antes de suspender por completo la lactancia materna. Así también evitará los conflictos y la resistencia que tienden a surgir cuando se recurre a un destete más abrupto, e incluso reducir a un mínimo sus propias dificultades físicas tales como la congestión de los pechos.

Una de las formas más efectivas de iniciar el proceso gradual de destete en un niño de un año en adelante, es sencillamente no ofrecerle una toma y esperar a ver si la solicita. La sesión más fácil de saltarse a estas alturas suele ser la del mediodía, cuando su hijo probablemente ya haya tenido acceso a un almuerzo con alimentos sólidos y líquidos como leche de vaca o jugo de frutas. Es muy probable que el niño esté tan interesado en otra actividad después del almuerzo, que se olvide de su sesión de lactancia y no vuelva a pedir nunca la toma del mediodía. Si su hijo manifiesta el deseo de ser amamantado, no obstante, no dude en satisfacerlo. En el destete, como en todo proceso de desarrollo, es mejor seguir las pautas que dé el niño. En cualquier caso, negarse a amamantarlo tan sólo incrementará su deseo y hará que fije su atención en esa actividad. El distraerlo con nuevos alimentos o distintos tipos de interacción durante su hora usual de lactancia materna, es un modo más positivo y efectivo de ayudarlo a que se destete.

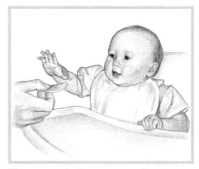

El exponer al niño a nuevos alimentos durante la hora habitual de lactancia, podría ayudarlo en el proceso de destete.

Una vez que su hijo se haya acostumbrado a saltarse la sesión de lactancia del mediodía, contemple la idea de omitir una segunda toma del modo señalado anteriormente. Una vez más, encauzar la atención del pequeño hacia nuevas actividades, opciones de alimentos y fuentes de apoyo emocional (tales como su frazada o su muñeco de peluche favorito), le ayudará a que la transición sea más fácil. Si el niño decide que quiere mamar, ofrézcale su pecho —con lo que le reiterará que usted aún está ahí para respaldarlo a medida que continúa explorando sus alrededores. Si el niño se apega a una o más de sus sesiones de lactancia favoritas —por lo común la última antes de acostarse y la primera de la mañana— contemple la idea de conservar estas sesiones hasta tanto el mismo niño lo quiera. Esos momentos de tranquilidad raramente interfieren ni con el horario de las familias más atareadas y son un maravilloso modo de mantener ese apego especial con el niño.

Algunas madres encuentran que no es tanto la transición a otras actividades lo que resulta un desafío cuando se está tratando de destetar a un niño pequeño, sino la dificultad de que se adapte a nuevos métodos de alimentación tales como un biberón o vaso. Éste es en particular el caso de bebés y niños muy pequeños. En el Capítulo 9, figuran métodos para ayudar al bebé a hacer la transición del pecho a tomar leche materna de

Un saludable sustituto

EN LUGAR DE LA LECHE MATERNA...

La edad de su hijo es importante al determinar qué tipos de alimentos se le deben ofrecer en lugar de la leche materna durante el proceso de destete. Los bebés menores de un año deben recibir leche de fórmula enriquecida con hierro y no leche de vaca.
Los niños entre uno y dos años pueden tomar leche de vaca entera. La leche baja en grasa o desgrasada es apropiada a partir de los dos años de edad, para aquellos niños que están tomando leche de vaca.

Todavía no...

CUÁNDO EL DESTE NO ES ACONSEJABLE

En la mayoría de los casos, la decisión de destetar se puede basar en las necesidades intrínsecas de madre e hijo, así como en las consideraciones prácticas relativas a la familia. Sin embargo, en algunos casos es mejor postergar el destete para cuando las condiciones sean mejores. Tales situaciones incluyen:

Alergias a alimentos. Si usted o el padre de su hijo han tenido alergias a alimentos, hable con el pediatra del niño o con otro profesional de salud sobre los beneficios de retardar el destete hasta por lo menos cuando el niño cumpla su primer año de vida. Como señalamos en el Capítulo 7, el evitar la leche de vaca o sus derivados puede ser benéfico.

Enfermedades. Si su hijo tiene un resfriado, le están saliendo los dientes, estuvo hospitalizado recientemente o en términos generales no está en óptimo estado físico, postergue el inicio del destete hasta que mejore. También es recomendable demorar los primeros intentos por destetarlo si usted no se siente muy bien que digamos. Siempre es mejor enfrentar cualquier período de transición cuando usted y su hijo están en su mejor condición física y emocional.

Cambios en el hogar. Si está embarazada o tuvo recientemente un nuevo bebé, tal vez éste no sea el mejor momento para destetar al niño, a menos que sea él mismo quien le guíe a ello. Por otro lado, sus propias necesidades y las del recién nacido podrían tener prioridad. Amamante siempre al recién nacido primero, pero trate de ser sensible a las necesidades de todos los que están involucrados. Asimismo, la mudanza a una nueva casa, una disolución marital, un cambio en términos del cuidado del niño, su regreso al trabajo y otras situaciones que puedan causar estrés, no son los mejores momentos para iniciar otro cambio de importancia. Lo ideal sería comenzar el destete cuándo éste no sea demasiado estresante para usted o para su hijo.

un vaso o biberón. Los mismos métodos se pueden usar para hacer la transición a la leche de fórmula (si el niño tiene menos de un año de edad) o a la leche de vaca (si tiene más de un año) durante el destete. Tenga en cuenta, sin embargo, que si decide pasar del pecho al biberón, luego tendrá que pasar del biberón al vaso. Para efectos de una mejor higiene dental y con el fin de prevenir la formación de caries, es mejor que los bebés mayores de un año tomen de un vaso en lugar de un biberón.

Usted puede usar el mismo método gradual de sustitución al comenzar a darle de tomar a un bebé pequeño con un biberón o vaso, que en el caso de un niño más grandecito. Si decide usar un biberón, déselo al bebé gradualmente durante el curso de varios días. Úselo con una de las tomas —probablemente la sesión del mediodía— y vaya usándolo con más frecuencia poco a poco. Sería mejor que el bebé no estuviera demasiado hambriento, porque de ese modo es posible que esté más paciente al tratar de tomar del biberón. Esté pendiente de las reacciones del bebé. Algunos bebés amamantados aceptan mejor un biberón si se los ofrece una persona distinta a la madre. (Mientras que otros prefieren tomar el biberón en los brazos de mamá.) Si usted u otro adulto han tratado por varios días de hacer que el bebé acepte un biberón y éste sigue rechazándolo, pruebe a cambiar a un tipo distinto de mamadera (o chupón) por unos cuantos días o, en su lugar, use un vaso. Si el bebé usa un chupete, tal vez prefiera una mamadera similar para las tomas. Los bebés pueden ser muy particulares con el tipo de mamadera

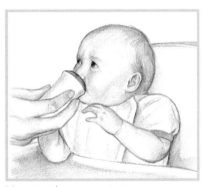

Un vasito de entrenamiento con una tapa a presión previene derrames si decide pasar del pecho al vaso directamente.

que usan, pero una vez que se les empieza a dar una, tienden a ajustarse fácilmente. Mientras tanto, durante este proceso de aprendizaje, no fuerce al bebé a tomar del biberón. El proceso de alimentación con biberón es bastante distinto al de la lactancia materna, y el ajuste puede tomar su buen tiempo. Si se le presiona demasiado a que tome de un biberón, podría rechazarlo por completo (véase el Capítulo 9).

Cuando la alimentación con biberón se ha iniciado, algunos bebés se frustran al mamar del pecho, porque la leche no fluye tan rápido del seno como del biberón. Si esto le pasa a su hijo, trate de ofrecerle el pecho antes de que esté demasiado hambriento e impaciente, para que así pueda adaptarse al flujo naturalmente más lento del pecho. Para acelerar el flujo de su leche materna, dése un masaje en el pecho a medida que amamanta al niño. (Usar el extractor por un par de minutos antes de comenzar a amamantar al niño, también puede acelerar el flujo de su leche.) Un biberón con una mamadera por la que salga un flujo lento también puede ayudar a disminuir la diferencia entre la alimentación con biberón y la lactancia materna.

Muchas madres, particularmente aquéllas cuyos bebés son mayorcitos, prefieren hacer el destete pasando directamente del pecho al vaso, eliminando así la necesidad de hacer la transición posterior del biberón al vaso. (Un biberón puede convertirse en un objeto de seguridad al que se

Poco a poco

CAMBIOS FÍSICOS DURANTE EL DESTETE

Cuando el destete se logra gradualmente, las mamás de los bebés mayorcitos o de niños entre uno y dos años, al comienzo casi no notan que su leche ha disminuido y que se están produciendo otros cambios. Uno de los cambios físicos más importantes a notar a medida que su hijo pasa de la lactancia exclusiva a la lactancia parcial con adición de leche de fórmula, leche de vaca o sólidos, es el retorno gradual de sus hormonas a su estado previo al embarazo. Esto está asociado con el ciclo normal de sus niveles de estrógeno y progesterona, con la liberación de óvulos y la posibilidad de quedar embarazada. Esta posibilidad aumenta naturalmente después de que el bebé cumple los seis meses de edad. Si no quiere volver a quedar embarazada de una vez, contemple otros métodos alternos de control natal con su ginecólogo o su pareja (vea en el

Capítulo 6 detalles sobre diversos métodos) y comience a usar algún tipo de control natal de inmediato.

Los cambios en sus senos se darán más gradualmente, incluso en aquellos casos en que el proceso de destete por sí mismo se mueve a un ritmo acelerado. Es posible que siga produciendo un poco de leche durante meses —o incluso años— después de que ha suspendido la lactancia materna, particularmente si sus pezones son estimulados o usted se revisa los pechos para ver si todavía tiene leche. También es probable que pasen varios meses antes de que sus pechos regresen al tamaño previo al embarazo. Después del destete, algunas mujeres notan que sus pechos son ligeramente distintos en tamaño o firmeza que antes del embarazo. Deberá seguir haciéndose auto exámenes mensuales de los senos durante la lactancia materna, incluyendo el período de destete, y consultar con el médico cualquier inquietud sobre protuberancias o la firmeza de sus pechos.

El dolor de los pechos causado por la congestión de los mismos, no debería ser un problema si el destete se hace de modo gradual. Sus senos simplemente reducirán la producción de leche a medida que disminuye la demanda, hasta que produzcan muy poca leche y por último nada. Pero si su hijo optó por dejar de tomar del pecho más abruptamente, es posible que usted experimente un poco de malestar. Si éste es el caso, extráigase justo la suficiente leche como para aliviar la llenura de sus pechos, pero tenga en cuenta que el extraerse más de una pequeña cantidad fomentará una mayor producción de leche e incrementará el malestar aún más. (La congestión persistente y que no es aliviada puede incrementar el riesgo de que contraiga mastitis, una infección y/o inflamación de las mamas.) Mientras tanto, procure estimular a su hijo a destetarse más gradualmente, si es posible. No debe forzarlo a amamantar si no muestra interés, por supuesto, pero el disminuir el ritmo del destete un poco podría ayudarla a que el proceso sea más confortable. Este proceso podría indicar que su pequeño está listo para pasar a una nueva etapa en la relación con usted.

apegue mucho un niño de un año en adelante, y el convencerlo de renunciar al mismo se puede convertir en todo un reto.) Para iniciar el uso del vaso en la vida del niño, empiece con uno pequeño de plástico, o, mejor aún, un vasito de entrenamiento con dos manijas que el bebé pueda agarrar. No se sorprenda si al comienzo trata al vaso como un juguete. Es probable que lo lance al piso tanto como lo use para beber. Ésta es una conducta perfectamente normal en bebés y niños pequeños, y es parte del proceso de familiarización con este nuevo utensilio.

Durante la crianza, es muy común que los planes de crianza —tan cuidadosamente trazados— se vean entorpecidos por las realidades de la personalidad, las necesidades y las situaciones personales de cada hijo. Incluso cuando el destete se haga con suficiente tiempo y dedicación, es posible que el niño decida reducir o suspender la lactancia materna de forma abrupta. La decisión del niño de hacer esta transición hoy en lugar de mañana, no constituye de ningún modo un rechazo hacia usted sino un signo de su independencia. Del mismo modo, si su hijo sigue mostrando la necesidad de ser amamantado por más tiempo de lo que usted tenía planeado, no debe interpretarse como un signo de que es inmaduro, carece de confianza en sí mismo o depende demasiado de usted. En cambio, debe verse como la reafirmación de que su hijo aún valora las sesiones de lactancia y recibe seguridad y solaz cuando usted lo toma en brazos para amamantarlo.

SI SU HIJO SE RESISTE

Algunos niños se niegan fuertemente a los esfuerzos de la madre por pasar del pecho al biberón o al vaso, a pesar de que el proceso se haya enfocado de modo sensible y gradual. Esta resistencia puede llegar a ser frustrante si usted quiere o necesita destetarlo para un momento específico (por ejemplo, si debe regresar al trabajo o a los estudios y ha decidido que no va a extraerse leche durante la separación). Desafortunadamente, entre más ansiedad manifieste por completar el proceso de destete, más difícil podría darse, puesto que el bebé captará sus sentimientos de impaciencia. El mejor enfoque es respirar profundo, recordar que "esto pasará" y leer la sección anterior para obtener consejo adicional. Contemple la idea de acortar las sesiones de lactancia como preludio a un destete total. En aquellos momentos del día en que su hijo está acostumbrado a ser amamantado, manténgase lejos de los lugares en que le suele dar el pecho, involúcrelo en una actividad interesante y evite las "invitaciones" a amamantar tales como ponerlo en su regazo, descubrirse los pechos en frente de él o incluso sentarse. Pero no olvide mimarlo, abrazarlo y besarlo más de lo habitual. El componente emocional de la lactancia materna es muy poderoso tanto para el bebé mayorcito como para el niño pequeño, y se reemplaza mejor con otras formas de contacto físico y expresiones de cariño.

Si su bebé sigue resistiéndose, contemple la idea de seguir amamantándolo —aunque con menos frecuencia— mientras continúa ofreciéndole un vaso, un biberón u otros alimentos en otros momentos. Al destetarlo parcialmente (por ejemplo, mantener inicialmente la primera toma de la mañana y la toma antes de acostarlo, y después suspender gradualmente la toma de la mañana), eliminará una fuente de conflicto entre usted y su hijo que podría ser innecesaria. Asimismo le enviará al pequeño el mensaje que usted presta atención a sus sentimientos y responde a los mismos. Con el tiempo, es posible que

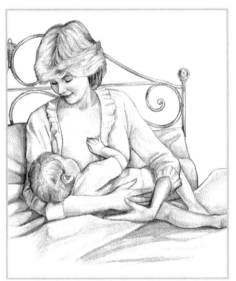

llegue a un acuerdo con el niño para ponerle punto final a la lactancia materna. Entre tanto, su voluntad para reconocer y satisfacer las necesidades del niño, establece un excelente patrón en su relación para los años venideros.

Su hijo de uno o dos años podría tomar del pecho como una forma de obtener consuelo y tranquilizarse, pero además seguirá recibiendo los beneficios inmunológicos.

JUEGA CONMIGO: UNA NUEVA RELACIÓN CON SU HIJO

Michelle ya casi tenía tres años, seguía siendo un torbellino de actividad y estaba totalmente destetada. Su mamá, Gabriela, sonrió orgullosamente al verla correr con un niño por el parque. Durante los pasados seis meses, Gabriela había reconocido el hecho que su hija de temperamento aventurero ahora prefería jugar a ser amamantada. (De hecho, sentía que la lactancia materna había contribuido a la exhuberancia, la auto confianza y la independencia de Michelle.) Por supuesto, a Gabriela le había encantado la cercanía que la lactancia materna brindaba. Incluso sentía una punzada ocasional de envidia cuando veía a su amiga Susana sentarse a amamantar a su hija, quien todavía disfrutaba de dos o tres sesiones de lactancia al día. Aun así, cuando Michelle hizo una de sus habituales paradas para obtener una palabrita de elogio y un abrazo de mamá, Gabriela percibió que ella y su hija habían encontrado nuevos modos de reflejar su comprensión creciente hacia las necesidades y deseos de una y otra. Darle el pecho a su hija había sido una de las etapas más significativas en la vida de Gabriela y esperaba tener esa misma relación con los demás hijos que tuviera. Pero también sabía que ella y su hija tenían un mundo de experiencias por delante. No dudaba que Michelle las disfrutaría a plenitud, puesto que había tenido un excelente punto de partida.

Usted también puede felicitarse por un trabajo bien hecho a medida que completa esta etapa en la relación de lactancia con su hijo. El dar de lactar exige un cúmulo de conocimientos, esfuerzos y tiempo, pero también es una de las experiencias más gratificantes que una madre pueda tener. A medida que ve a su bebé crecer sano, confiado y seguro de sí mismo, verá que esas primeras lecciones de amor y devoción se enraizan, incrementando su habilidad para entablar amistades y comunicarse con los demás. Algún día, cuando él o ella tenga un niño recién nacido propio, podrá recordarle cómo se inició su propia vida y secundar su convicción de que el regalo que la naturaleza les brinda a los bebés, es el mejor de todos.

Preguntas y Respuestas

¿Todavía me necesita?

P: *Acabo de enterarme que me debo someter a una cirugía en una semana. Temo que me va a ser muy difícil amamantar a mi bebé durante la recuperación, así que estoy pensando en destetarlo durante el transcurso de los siguientes siete días. ¿Es posible hacerlo en un tiempo tan corto?*

R: Como señalamos en el Capítulo 5, pocos tipos de cirugía requieren que una mujer deje de dar el pecho por entero. Si debe interrumpir la lactancia materna temporalmente, considere la idea de extraerse leche antes de la cirugía y congelarla para que el bebé la consuma hasta que usted pueda volver a darle el pecho. Un destete brusco debe intentarse sólo cuando no hay otra alternativa a la vista. Si debe suspender la lactancia materna en un tiempo breve, trate de seguir los pasos que se sugieren en las secciones anteriores de este capítulo, pero apresurándolos un poco. Aplíquese hojas de repollo en los pechos para aliviar la molestia (véase la página 152). Es posible que su hijo se resista a este ritmo acelerado, pero por lo menos usted le habrá presentado otras posibilidades de alimentación antes de destetarlo por completo. No olvide reservar tiempo para jugar con el bebé, mimarlo y, en general, tener mayor contacto físico con él no vinculado a la lactancia, para así calmar cualquier sentimiento de confusión que experimente. Mientras tanto, tenga en cuenta su propia necesidad de ajustarse a este cambio súbito aliviando la congestión de sus pechos (vea el consejo anterior) y haciéndose concesiones ante sus fluctuaciones hormonales y emocionales.

P: *Mi hijo de 18 meses obtiene casi todas sus calorías de alimentos sólidos y leche de vaca, y sólo quiere mamar cuando está molesto o cansado. ¿Es saludable seguir amamantándolo aunque sea una forma de apaciguarse más que cualquier otra cosa?*

R: Es probable que su hijo recurra a la lactancia materna para serenarse y consolarse, pero sin lugar a dudas aún se está beneficiando de los beneficios nutricionales e inmunológicos de la misma. En cualquier caso, el apoyo emocional es un aspecto de la lactancia materna perfectamente legítimo. El buscar una sesión de lactancia que lo ayude a apaciguarse cuando está molesto, para luego bajarse apresuradamente tan pronto como termine, fortalece la confianza de su hijo, así como sus sentimientos de seguridad y bienestar. De hecho no hay evidencia de que una lactancia materna extendida haga más dependiente al niño o lo lastime de algún modo. Por el contrario, muchos padres cuentan con orgullo lo independientes, saludables y excepcionalmente brillantes que han llegado a ser sus hijos que fueron amamantados. Siempre y cuando usted se sienta cómoda dándole el pecho a su hijo, no tiene por qué dejar de hacerlo.

P: *Mi hija de tres años ya casi está destetada, pero todavía le cuesta trabajo conciliar el sueño sin tomar del pecho. ¿Es correcto amamantarla para que se duerma o debo insistir en que aprenda a dormirse por su cuenta?*

R: El quedarse dormido agarrado al pecho es una experiencia profundamente satisfactoria para un niño pequeño, una que probablemente ha disfrutado desde sus primeros días. Si bien es cierto que los niños necesitan explorar distintos modos de conciliar el sueño al final del día, una sesión de lactancia justo antes de acostarse puede ayudar a su hija a relajarse lo suficiente como para concentrarse en esta destreza y llegar a dominarla. Puesto que cualquier clase de leche o jugo puede propiciar la formación de caries al entrar en contacto con los dientes del niño por períodos largos de tiempo, trate de ofrecerle el pecho justo antes de lavarle los dientes y luego apacígüelo para que se duerma con un cuento y un beso de buenas noches.

APÉNDICE I

FUENTES SOBRE LACTANCIA MATERNA

Academy of Breastfeeding Medicine
191 Clarksville Road
Princeton Junction, NJ 08550
(877) 836–9947
http://www.bfmed.org
La Academia Médica de Lactancia Materna es una organización
internacional de médicos con experiencia o interés en la investigación,
educación y apoyo en torno a la lactancia materna.

Baby Friendly, USA
8 Jan Sebastian Way #22
Sandwich, MA 02563
(508) 888–8092
http://www.babyfriendlyusa.org
La Iniciativa de Hospitales Amigos del Bebé es un programa internacional
de la Organización Mundial de la Salud (OMS) y el Fondo Infantil de la
Naciones Unidas (UNICEF). Basándose en el documento *Diez pasos para
una lactancia materna exitosa*, de la OMS y UNICEF, la Iniciativa reconoce
a aquellos hospitales y centros de maternidad que han dado pasos para
brindar un ambiente óptimo para la promoción, la protección y el apoyo
de la lactancia materna. Baby Friendly, USA, es la organización que
supervisa la implementación de la Iniciativa de Hospitales Amigos
del Bebé en los Estados Unidos.

*Por favor tenga en cuenta: La información de las sedes electrónicas, las direcciones y
números telefónicos pueden cambiar en cualquier momento.

Centers for Disease Control and Prevention
1600 Clifton Rd.
Atlanta, GA 30333
Preguntas del público
(404) 639–3311
(800) 311–3435
http://www.cdc.gov/
Los Centros para el Control y la Prevención de Enfermedades brindan
recursos y educación en el área de afecciones, enfermedades infecciosas y
promoción de la salud.

Cleft Line
104 South Estes Dr., Suite 204
Chapel Hill, NC 27514
(800) 242–5338
La línea telefónica Cleft Line brinda remisiones a grupos locales de apoyo
para padres de bebés con defectos faciales congénitos.

Doulas of North America (DONA)
P.O. Box 626
Jasper, IN 47547
(888) 788–DONA
http://www.dona.org/
DONA puede ayudarle a localizar una *doula* u obstetriz en su localidad.

Human Milk Banking Assn. of North America
c/o Mother´s Milk Bank
WakeMed
3000 New Bern Ave.
Raleigh, NC 27610
(919) 350–8599
Esta organización brinda orientación e informa sobre las políticas
relacionadas con la recolección, almacenamiento, procesamiento y
uso de leche materna.

International Board of Lactation Consultant Examiners (IBLCE)
7309 Arlington Blvd., Suite 300
Falls Church, VA 22042–3215
(703) 560–7330
http://www.iblce.org/
IBLCE supervisa el proceso de examen y certificación de consultoras
en lactancia.

International Lactation Consultant Assn. (ILCA)
1500 Sunday Dr., Suite 102
Raleigh, NC 27607
(919) 787–5181
http://www.ilca.org/
ILCA es la organización profesional de consultoras en lactancia y puede
estar en capacidad de ayudarla a localizar una consultora de lactancia
en su área.

La Leche League International, Inc.
1400 North Meacham Rd.
Schaumburg, IL 60173–4048
(847) 519–7730
(800) La Leche
http://www.lalecheleague.org/
La Liga Internacional La Leche ofrece un directorio de personal voluntario
que coordina las actividades de grupos locales, así como una sede integral
por Internet con información actualizada sobre la lactancia materna, un
catálogo de publicaciones y fuentes adicionales sobre lactancia materna,
así como guías a reuniones internacionales y seminarios de lactancia
materna para profesionales de la salud. Consulte el directorio telefónico
de su sector para localizar reuniones en su área.

National Organization of Mothers of Twins Club
Executive Office
P.O. Box 438
Thompson Station, TN 37179–0438
(615) 595–0936 ó (877) 540–2200
http://www.nomotc.org/
Esta organización es una red de casi 500 clubes que representan a padres
de gemelos, trillizos y cuatrillizos. Fomenta el desarrollo de grupos de
apoyo locales, participa en proyectos de investigación y la pondrán en
contacto con capítulos locales.

Nursing Mothers Counsel, Inc.
P.O. Box 50063
Palo Alto, CA 94303
(408) 291–8008
http://www.nursingmothers.org
El Concilio de Madres que Amamantan suministra información y
publicaciones sobre lactancia materna para madres y profesionales
de la salud.

Wellstart International
P.O. Box 80877
San Diego, CA 92138–0877
(619) 295–5192
http://www.wellstart.org
Wellstart International promueve la lactancia materna a nivel local,
nacional e internacional mediante el entrenamiento y el equipamiento de
profesionales de la salud, así como el desarrollo de currículos, materiales y
políticas sobre lactancia materna.

WIC: Programa Especial de Suplemento Nutricional para Mujeres,
Bebés y Niños
http://www.fns.usda.gov/wic/CONTENT/BF/brpromo.htm
Las metas de la Campaña Nacional de Promoción de la Lactancia Materna
de WIC son estimular a las participantes a comenzar y continuar con la
lactancia materna mediante el incremento de remisiones a WIC para
recibir apoyo sobre lactancia, el incremento de la aceptación pública y
el apoyo a la lactancia materna y el suministro de asesoría técnica a los
profesionales estatales y locales de WIC en la promoción de la lactancia
materna. Consulte el directorio telefónico de su localidad para ubicar
oficinas en su sector o llame al departamento de salud local.

National WIC Association
2001 S St. NW, Suite 580
Washington, DC 20009
(202) 232–5492
http://www.wicdirectors.org

LIBROS PARA LEERLES A LOS NIÑOS

I Eat at Mommy's, Anna E. Bradley-McBeth
Will There Be a Lap for Me?, Dorothy Corey
Maggie's Weaning, Mary Joan Deutschbein
About Twins, Shelly Rotner, Sheila M. Kelly
We Like to Nurse, Chia Martin
See How You Grow, Dr. Patricia Pearse
Michele, the Nursing Toddler, Jane M. Pinczuk
On Mother's Lap, Ann Herbert Scott
The Best Gifts, Marsha Forchuk Skrypuch
The Cuddlers, Stacy Towle-Morgan
A Baby Just Like Me, Susan Winter

APÉNDICE 2

RECURSOS DE LA
ACADEMIA AMERICANA DE PEDIATRÍA

La Academia Americana de Pediatría (AAP) diseña y produce una amplia variedad de materiales educativos para el público dirigidos a enseñar a padres e hijos la importancia de la prevención y del cuidado médico terapéutico. Algunos ejemplos de estos materiales incluyen:

- Folletos y hojas de datos sobre una diversidad de asuntos relativos a la salud y la crianza, incluyendo alergias, cuidado infantil, divorcio y padres solteros, crecimiento y desarrollo, prevención de lesiones, inmunizaciones, dificultades en el aprendizaje, lactancia materna, nutrición y buen estado físico, problemas en el sueño, prevención de abuso de sustancias e influencia de los medios de comunicación en los jóvenes.
- Videos sobre inmunizaciones, cuidado del recién nacido, educación nutricional y asma.
- Libros sobre cuidado infantil para niños de diversos grupos de edades, incluyendo el primer año de vida, del nacimiento a los 5 años, de los 5 a los 12 años y de los 12 a los 21 años, así como títulos sobre temas específicos relacionados con síntomas comunes, nutrición, sueño, asma y alergias y lactancia materna.
- Tablas de primeros auxilios/atragantamiento y Reanimación Cardiopulmonar (CPR).
- Sedes informativas por la Internet. La Sede de la Academia, en el *www.aap.org*, responde a preguntas sobre la salud del niño y ofrece información sobre todos los aspectos de la crianza, desde prevención de lesiones hasta citas entre adolescentes, desde miedos y fobias hasta uso del asiento protector para el auto. Toda la información en esta sede ha sido revisada y aprobada por la Academia Americana de Pediatría y representa la sabiduría colectiva de más de 57,000 pediatras. Los padres también pueden tener acceso a información de salud para consumidores en *www.medem.com*, una red electrónica sobre temas de salud creada por la AAP y otras sociedades médicas líderes.

Para mantenerse al tanto de los nuevos materiales de educación pública de la AAP, sírvase visitar las sedes electrónicas anteriormente anotadas.

APÉNDICE 3

REGISTRO DE LACTANCIA MATERNA

Use este registro cada vez que le dé el pecho al bebé y cuando le cambie el pañal en el transcurso de la primera semana. Esto le ayudará a llevar un control de cómo está marchando la lactancia materna. Fíjese en el ejemplo.

1. Rodee con un círculo la hora más cercana en que su bebé comenzó cada sesión de lactancia.
2. Rodee con un círculo la **M** cuando el bebé haya mojado el pañal.
3. Rodee con un círculo la **D** cuando el bebé haya tenido una deposición.

Es totalmente normal que su bebé moje o ensucie más pañales de los que aparecen en la meta. Si su bebé moja o ensucia menos pañales que los que aparecen en la meta, llame a su pediatra o especialista en lactancia.

● ✦ EJEMPLO ✦ ◆	META
	por lo menos
①2③4 5⑥7 8⑨10 ⑪mediodía 1 ②3④5 6⑦8 9 ⑩11 12	8 a 12
Pañales mojados ⓜ	1
Deposiciones—negras ⒹⒹ	1

En el primer día, el bebé comió 9 veces, mojó 1 pañal y ensució 2 pañales.

● ✦ DÍA DEL NACIMIENTO ✦ ◆	META
	por lo menos 8 a 12
1 2 3 4 5 6 7 8 9 10 11 mediodía 1 2 3 4 5 6 7 8 9 10 11 12	
Pañales mojados M	1
Deposiciones—negras D	1

● ✦ UN DÍA DE NACIDO ✦ ◆	META
	por lo menos 8 a 12
1 2 3 4 5 6 7 8 9 10 11 mediodía 1 2 3 4 5 6 7 8 9 10 11 12	
Pañales mojados M M	2
Deposiciones—negras D D	2

● ✦ DOS DÍAS DE NACIDO ✦ ◆	META
	por lo menos 8 a 12
1 2 3 4 5 6 7 8 9 10 11 mediodía 1 2 3 4 5 6 7 8 9 10 11 12	
Pañales mojados M M M	3
Deposiciones—verdosas D D	2

● ✦ TRES DÍAS DE NACIDO ✦ ◆	META
	por lo menos 8 a 12
1 2 3 4 5 6 7 8 9 10 11 mediodía 1 2 3 4 5 6 7 8 9 10 11 12	
Pañales mojados M M M M	4
Deposiciones—entre amarillas y verdes	
D D D	3

● ✦ CUATRO DÍAS DE NACIDO ✦ ◆	META
	por lo menos 8 a 12
1 2 3 4 5 6 7 8 9 10 11 mediodía 1 2 3 4 5 6 7 8 9 10 11 12	
Pañales mojados M M M M M	5
Deposiciones—amarillas D D D	3

● ✦ CINCO DÍAS DE NACIDO ✦ ◆	META
	por lo menos 8 a 12
1 2 3 4 5 6 7 8 9 10 11 mediodía 1 2 3 4 5 6 7 8 9 10 11 12	
Pañales mojados M M M M M M	6
Deposiciones—amarillas D D D D	4

● ✛ SEIS DÍAS DE NACIDO ✛ ◆	**META**
	por lo menos
1 2 3 4 5 6 7 8 9 10 11 mediodía 1 2 3 4 5 6 7 8 9 10 11 12	8 a 12
Pañales mojados M M M M M M	6-8
Deposiciones—amarillas D D D D	4-12

● ✛ FECHA_____ ✛ ◆	**META**
	por lo menos
1 2 3 4 5 6 7 8 9 10 11 mediodía 1 2 3 4 5 6 7 8 9 10 11 12	8 a 12
Pañales mojados M M M M M M	6-8
Deposiciones—amarillas D D D D	4-12

● ✛ FECHA_____ ✛ ◆	**META**
	por lo menos
1 2 3 4 5 6 7 8 9 10 11 mediodía 1 2 3 4 5 6 7 8 9 10 11 12	8 a 12
Pañales mojados M M M M M M	6-8
Deposiciones—amarillas D D D D	4-12

● ✛ FECHA_____ ✛ ◆	META
	por lo menos
1 2 3 4 5 6 7 8 9 10 11 mediodía 1 2 3 4 5 6 7 8 9 10 11 12	8 a 12
Pañales mojados M M M M M M	6-8
Deposiciones—amarillas D D D D	4-12

● ✛ FECHA_____ ✛ ◆	META
	por lo menos
1 2 3 4 5 6 7 8 9 10 11 mediodía 1 2 3 4 5 6 7 8 9 10 11 12	8 a 12
Pañales mojados M M M M M M	6-8
Deposiciones—amarillas D D D D	4-12

● ✛ FECHA_____ ✛ ◆	META
	por lo menos
1 2 3 4 5 6 7 8 9 10 11 mediodía 1 2 3 4 5 6 7 8 9 10 11 12	8 a 12
Pañales mojados M M M M M M	6-8
Deposiciones—amarillas D D D D	4-12

APÉNDICE 4

PAUTAS DIETÉTICAS

¿Qué cuenta como una porción?	¿Cuántas porciones necesita usted al día?		
	1600 calorías*	2200 calorías*	2800 calorías*
Grupo de pan, cereal, arroz y pasta • 1 tajada de pan • Cerca de 1 taza de cereal listo para comer • ½ taza de cereal, arroz o pasta cocida	6	9	11
Grupo de vegetales • 1 taza de verduras de hoja crudas • ½ taza de otros vegetales— crudos o cocidos • ¾ de vaso de jugo de verduras	3	4	5
Grupo de frutas • 1 manzana, plátano, naranja o pera mediana • ½ taza de frutas picadas, cocidas o enlatadas • ¾ de vaso de jugo de frutas	2	3	4
Grupo de leche, yogurt y queso Preferiblemente desgrasado o bajo en grasa • 1 vaso de leche*** o yogurt • 1 ½ onzas de queso natural (tal como tipo "cheddar") • 2 onzas de queso procesado (tal como tipo "Americano")	2 ó 3**	2 ó 3**	2 ó 3*

Grupo de carnes, pollo,	2, para un total	2, para un total	3, para total
pescado, frijoles secos,	de 5 onzas	de 6 onzas	de 7 onzas
huevos y nueces—			

preferiblemente magros o
bajos en grasa
- 2 a 3 onzas de pollo o pescado
  magro y cocido
  Esto cuenta como 1 onza
  de carne:
- ½ taza de frijoles secos o
  tofú (queso de soya)
- 2 ½ onzas de hamburguesa
  hecha de soya
- 1 huevo
- 2 cucharadas de crema de
  cacahuate
- ⅓ de taza de nueces

*El número recomendado de porciones depende de sus necesidades calóricas:
- 1600 calorías es aproximadamente lo correcto para niños de 2 a 6 años,
  muchas mujeres sedentarias y algunos adultos mayores.
- 2200 calorías es aproximadamente lo correcto para la mayoría de niños
  mayores de 6 años, niñas adolescentes, mujeres activas y muchos hombres
  sedentarios.
- 2800 calorías es aproximadamente lo correcto para adolescentes varones y
  hombres activos.

**Los niños y adolescentes de 9 a 18 años de edad, y los adultos mayores de 50
años necesitan 3 porciones al día; otros necesitan 2 porciones al día.

***Esto incluye productos lácteos libres de lactosa o bajos en lactosa. Las bebidas
hechas de soya enriquecidas con calcio son una opción para aquéllos que
prefieren una fuente de calcio no láctea.

NOTA: Muchas de las porciones arriba anotadas son más pequeñas que las de las etiquetas de datos
nutricionales. Por ejemplo, 1 porción de cereal cocido, arroz cocido o pasta cocida equivale a 1 taza
en la etiqueta, pero sólo a ½ taza en la Pirámide.

Fuentes: Using the Dietary Guidelines for Americans (folleto para consumidores). Dietary Guidelines for
Americans, 2000, 5ta edición, Departamento de Agricultura de los Estados Unidos, Centro de Políticas y
Promoción de la Nutrición.

ÍNDICE

Los números que aparecen en **negrilla** indican ilustraciones.